El Libro
de los Milagros

BERNIE SIEGEL

autor de *Amor, medicina milagrosa*

ANDREA HURST

El Libro de los Milagros

Historias verdaderas de sanación, gratitud y amor

Prólogo de DEEPAK CHOPRA

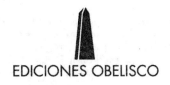

EDICIONES OBELISCO

Si este libro le ha interesado y desea que le mantengamos informado
de nuestras publicaciones, escríbanos indicándonos qué temas son de su interés
(Astrología, Autoayuda, Ciencias Ocultas, Artes Marciales, Naturismo,
Espiritualidad, Tradición...) y gustosamente le complaceremos.

Puede consultar nuestro catálogo en
www.edicionesobelisco.com

Colección Psicología
EL LIBRO DE LOS MILAGROS
Bernie S. Siegel

1.ª edición: junio de 2013

Título original: *A Book of miracles*

Traducción: *Ainhoa Pawlowsky*
Maquetación: *Text Gràfic*
Diseño de cubierta: *Enrique Iborra*

© Bernie Siegel
Primera edición publicada en Estados Unidos por New World Library
© 2013, Ediciones Obelisco, S. L.
(Reservados los derechos para la presente edición)

Edita: Ediciones Obelisco S. L.
Pere IV, 78 (Edif. Pedro IV) 3.ª planta, 5.ª puerta
08005 Barcelona - España
Tel. 93 309 85 25 - Fax 93 309 85 23
E-mail: info@edicionesobelisco.com

Paracas, 59 C1275AFA Buenos Aires - Argentina
Tel. (541-14) 305 06 33 - Fax: (541-14) 304 78 20

ISBN: 978-84-9777-964-7
Depósito Legal: B-13.540-2013

Printed in Spain

Impreso en España en los talleres gráficos de Romanyà/Valls S.A.
Verdaguer, 1 - 08786 Capellades (Barcelona)

Tal y como muestran estas historias, el amor y la magia pueden encontrarnos en cualquier situación, al margen de lo difícil que sea. Este libro acogedor, capaz de levantar el ánimo, abre la puerta para que veamos los milagros que suceden a nuestro alrededor cada día.

GERALD JAMPOLSKY, doctor en Medicina
y autor de *Amar es liberarse del miedo.*

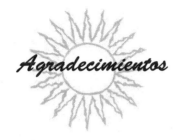

Agradecimientos

Deseo ofrecer un especial agradecimiento a todas las personas que han abierto sus corazones y han compartido las historias de sus vidas con nosotros. A Andrea Hurst por toda la sabiduría, el tiempo y la energía que ha ofrecido con generosidad, y a su asistente, Cate Perry, por su dominio de la edición y por ayudarnos a mantener todo unido mientras seguíamos adelante. A Cindy Hurn por su apoyo y a Georgia Hughes y a todas las personas maravillosas de la New World Library, con quienes siempre es un placer trabajar, gracias. Por encima de todo, estoy agradecido por la energía consciente, inteligente y afectuosa que hizo posible la vida y nos brindó la posibilidad de compartir esta experiencia milagrosa y llena de significado.

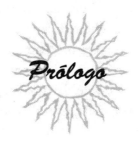

Prólogo

*B*ernie Siegel *comenzó su trayectoria como escritor hace veinticinco años,* y en ningún momento ha rehuido los milagros. El título de su primera obra —*Amor, medicina milagrosa* (2009)— exhibió su desacuerdo con la medicina de la corriente dominante. Un médico que aconsejara más amor para un proceso de curación habría tenido bastantes problemas. El hecho de que contemplara la posibilidad de los milagros era motivo para desacreditarlo. En su nuevo libro, Bernie reafirma sus creencias, y ahora que cuenta con una gran sabiduría y una dilatada experiencia, confía en los milagros más que nunca.

Su seguridad da a entender que ha seguido un camino y que ese camino le ha dado frutos. Estas páginas ofrecen pruebas de que los milagros se basan en una fuente «inteligente, entrañable y consciente». Estas cualidades no se las inventó el ser humano: son universales, inherentes al proceso de construcción de la creación. En el momento en el que uno realiza semejante afirmación se expone a la desaprobación por parte de la ciencia, pero Bernie estudió Medicina y comprende que la desaprobación muchas veces es una máscara, tras la cual la ciencia no puede explicar cómo surgió la consciencia, por qué la vida evolucionó a partir de átomos y moléculas inertes o incluso cómo percibimos un mundo vibrante cuando el interior del cerebro carece de luz, sonido, tacto, gusto u olfato. ¿Cómo es posible que absorbamos un átomo de oxígeno que vaga aleatoriamente por la atmósfera y que, en el instante en el que éste cruza la barrera hematoencefálica, pase a formar parte de un sistema inteligente? ¿No será que los átomos de oxígeno ya tienen la capacidad de pensar, sentir y de hacer todas las funciones que hace el cerebro? ¿Qué proceso es el que diferencia un terrón de azúcar en un tazón, un elemento que no es precisamente conocido por su capacidad de pensar, y el azúcar (glucosa) que representa el único alimento del cerebro? La ciencia no puede dar una respuesta válida, de modo que, a pesar de su rechazo y su desaprobación, uno debe buscar las respuestas en otra parte.

Bernie ha observado una ciencia más amplia, como podríamos llamarla, donde la espiritualidad se une con el mundo real, el mundo del sufrimiento y del triunfo de los seres humanos. Los 100.000 millones de neuronas del cerebro humano plasman ese misterioso punto de unión. Los milagros ocurren donde las posibilidades invisibles de la vida se tornan realidad. Ya sabemos que en el cerebro nacen el significado y el propósito de la vida. Durante siglos, se ha asumido que el significado y el propósito *superiores* nacen en alguna otra parte –en la mente de Dios, tal vez, o en los extraordinarios poderes de los santos y los profetas–. Bernie supo desde el principio que esta división entre lo natural y lo sobrenatural era artificial. Como lo expresa un dicho espiritual de larga tradición: «Nada es un milagro a menos que todo lo sea». Si dejáramos una partícula de ADN humano abandonada al mediodía en un día caluroso de verano, se marchitaría y moriría en una hora, sin embargo, el ADN ha sobrevivido durante miles de años y ha conservado la estructura más compleja de la creación sin ningún medio de apoyo visible. ¿Cómo es que evolucionó y prosperó? Porque la vida encuentra un camino, dejándose guiar por el impulso consciente, inteligente y creativo del universo.

Los milagros ocurren cuando nos alineamos con ese impulso. En palabras de este libro: «Para mí, los milagros abarcan nuestro potencial y aquello que hemos ido adquiriendo». Sin embargo, son muchas las cosas que el cuerpo puede hacer por sí mismo. El desarrollo físico ocurre de manera automática; es un obsequio de nuestro pasado evolutivo. Cada vez que conseguimos evitar un constipado o eludimos un alérgeno, nuestro sistema inmunitario confía en su memoria del pasado. El timo, una pequeña glándula en mitad del pecho, almacena información de todas las enfermedades que los seres humanos han padecido a lo largo de millones de años. De este modo, los anticuerpos que produce un niño de dos años son una manifestación de la humanidad en general. Lo mismo puede decirse de los pensamientos que albergamos, de las palabras que pronunciamos y de las acciones que emprendemos. Son nuestros y a la vez no lo son. A través de nosotros, la humanidad busca dar el siguiente paso en el largo trayecto de autodescubrimiento.

Este libro es un llamamiento a dar un salto evolutivo, no a través de alguna clase de impulso automático, sino mediante una elección consciente. El amor, la inteligencia y la creatividad son semillas que aguardan a que las toquemos y las despertemos. Cuanto más las toquemos, más florecerán. Bernie considera un milagro este salto evolutivo, pero también un mecanismo de supervivencia. ¿Quién puede no estar de acuerdo? Viendo un mundo asolado por la ausencia de amor, por las máquinas de destrucción que se utilizan en las guerras, por una medicina que se preocupa por el cuerpo de las personas pero apenas tiene en cuenta a esas mismas personas, uno anhela una nueva perspectiva que cree un cambio de manera que trasforme la falta de amor en abundancia. No tenemos el placer de decir que sea un proceso creativo: el destino de la raza humana depende de que establezcamos vínculos donde hace tiempo que existen divisiones.

Dado su estilo afectuoso y su habilidad para llegar a todo tipo de personas que necesitan una curación, uno podría pasar por alto las profundas raíces de la visión del mundo que tiene Bernie. En primer lugar, está el principio de la no-dualidad, que sostiene que la materia y la energía, la mente y la materia, sólo aparentan ser distintas. Oculta tras la máscara del materialismo existe una realidad que lo abarca todo. El concepto de la no-dualidad tiene cinco mil años de antigüedad y puede reencontrarse a los orígenes de la espiritualidad en la antigua India. En segundo lugar, está el principio según el cual vivimos en un universo consciente. Este principio se expresa, entre muchos otros, en el Génesis, donde Dios no se distingue de su creación, sino que forma una parte indivisible de ella. En tercer lugar, está el principio de la evolución, según el cual, a pesar de que aparentemente vivimos en un universo aleatorio gobernado por el azar, la creación es cada vez más compleja y las formas de vida son más avanzadas. Aunque se le reconoce a Darwin el mérito de haber propuesto el concepto de la evolución física (no creía en ningún dominio espiritual), la rica tradición mundial de la ilustración expresa el principio de la evolución a través del alma.

Con la unión de estos tres principios, Bernie llega a la misma conclusión a la que llegaron los sabios y los profetas de todas las épocas: la consciencia es lo primero. La consciencia crea, gobierna y controla todo lo que ocurre en el mundo material, especialmente en el cuerpo humano. Se trata de una conclusión aplastante, que Bernie ha conservado con fervor y que ofrece a los demás en las historias que cubren su nueva obra. Siempre habrá escépticos que se opondrán a esta corriente de pensamiento; según su visión del mundo, el materialismo es el principio y el fin de la historia. Pero el hecho de tener una mentalidad abierta sobre los milagros se ha convertido en algo más común, en una revuelta sorprendente y a menudo silenciosa contra la teoría de que la vida es aleatoria y que carece de propósito. Según la perspectiva que expresa este libro, cualquier cosa es posible, y lo que marca la diferencia entre un sueño y la realidad somos nosotros mismos. Los seres humanos vivimos en una realidad que parece completa pero que sólo es una mínima parte de lo que radica en nuestra fuente. Las posibilidades desconocidas son simplemente aquellas que no nos hemos permitido imaginar todavía. Nuestra conciencia está en la puerta y es la que permite que una posibilidad se plasme en el mundo real al tiempo que niega la entrada a otras posibilidades.

¿Por qué limitamos nuestra realidad de esta manera? Por temor, incredulidad, la ineptitud del materialismo, la ignorancia de todas las posibilidades y por más temor todavía. En última instancia, William Blake estaba en lo cierto cuando dijo que estábamos coartados por «esposas forjadas a la mente». Cuando una perspectiva arraigada decide cambiar, es un proceso lento que ocurre únicamente en una persona al mismo tiempo. Bernie Siegel, que se ha liberado de su conciencia, se dedica a liberar a los demás de sus propias limitaciones. Sus esfuerzos son gentiles, inteligentes, generosos y con visión de futuro, tal y como descubrirán pronto todos los lectores de este libro.

DEEPAK CHOPRA,
autor de *Las siete leyes espirituales del éxito*

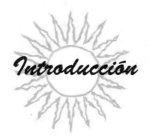

Introducción

¿Por qué?, ¿quién produce buena parte de los milagros?
En lo que a mí respecta, no sé de otra cuestión que de milagros,
para mí cada hora de luz y de oscuridad es un milagro,
cada centímetro cúbico de espacio es un milagro,
cada metro cuadrado de superficie de la Tierra está repleto de lo mismo,
cada decímetro de su interior está lleno de lo mismo.

WALT WHITMAN

Hace muchos años habría dicho que los milagros son algo para lo que no existe ninguna explicación. Ése era mi concepto de los milagros. Cuando había pacientes que se recuperaban de una enfermedad de forma inesperada, racionalizaba que su cuerpo contaba con mecanismos que podían explicar su curación.

Hoy comprendo que todo es un milagro. Cuando pedimos a los físicos cuánticos y a los astrónomos que expliquen la creación, no tienen todas las respuestas. La vida es un milagro y deriva de la energía inteligente, afectuosa y consciente que la creó. Podemos llamarla Dios o con cualquier nombre que queramos, pero la naturaleza de la vida muestra que es inteligente y afectuosa, de lo contrario no podríamos sobrevivir a un corte en un dedo o a una infección. La mayoría de nosotros no nos detenemos a pensar que la vida del planeta es un milagro.

Para mí, los milagros abarcan nuestro potencial y aquello que hemos ido adquiriendo para ayudarnos a sobrevivir. Un botanista sobre el que leí llamaba a los milagros «inversiones espontáneas» porque veía que sus plantas modificaban sus genes para sobrevivir a los cambios de tiempo y a las enfermedades. Tan sólo piensa en el hecho de que una planta no se marchita hasta morir cada otoño cuando caen sus hojas... sino que se cura y sobrevive.

Los médicos lo llaman «recuperaciones inesperadas» y «remisiones espontáneas», pero esta denominación da a entender que es obra de la suerte y que la persona no ha tenido nada que ver con ello, algo que no es cierto. Todos los seres vivos tenemos el potencial de crear milagros. Los estudios y los escáneres muestran que a veces el cáncer aparece y desaparece sin ningún tratamiento. Debemos estudiar la personalidad y conocer las historias de aquellas personas que consideramos que han experimentado una recuperación milagrosa o inducida por ellas mismas.

Sé de personas que dejaron sus problemas en manos de Dios, o que rechazaron un tratamiento para irse a su casa y hacer que el mundo fuese un lugar hermoso antes de morir. Hicieron lo que les hacía felices –desde comprarse un perro hasta construir un hábitat para la flora y la fauna– y las cartas que me mandaron posteriormente terminan diciendo: «No he muerto, y ahora estoy tan ocupado que estoy acabando con mi vida. ¡Necesito ayuda! ¿Qué hago?». Los milagros no se limitan a situaciones físicas, como la recuperación de una enfermedad, porque ocurren en todos los aspectos de la vida. Puesto que la consciencia no se confina al cuerpo, ni se limita al tiempo o el espacio, también puede ejercer su efecto desde la distancia. Hablaré de esto cuando presente algunos ejemplos específicos.

Algún día espero que gastemos tanto dinero en explorar el espacio interior y las maravillas del cuerpo humano como el que gastamos actualmente en explorar el espacio exterior. El secreto yace en nuestro interior, y aun así, tememos profundizar en él debido a nuestra naturaleza. Es hora de dejar de temer lo que yace en nuestro interior y de alcanzar nuestro verdadero potencial.

Con frecuencia se dice que un verdadero milagro es una situación que desafía las leyes de la naturaleza. Mi madre decía que los milagros eran «reorientaciones de Dios» desde las que sucedía algo positivo. Por ejemplo, un programa de televisión cuya existencia ignorabas te advierte de una afección para la que no habrías acudido al médico en caso de no haber oído hablar de ella, o un tipo amable al que no conoces te ayuda a cambiar la rueda del coche antes de una inundación, un perro ladra mientras duermes al oler el fuego de un incendio... El azar no es ni de lejos lo único que da cuenta de estas situaciones.

Estos sucesos son mucho más que casualidades. Son *milagros*.

De hecho, incluso las «desgracias» pueden considerarse milagros porque muchas veces nos encaran hacia mejores direcciones. Hace unos años la artritis amenazó con poner fin a mi carrera de cirujano antes incluso de que llegara a comenzarla. El Ejército no me aceptó en el servicio militar, así que regresé a Connecticut para tratar de ejercer la cirugía con un antiguo socio. Casi de inmediato, los síntomas de la artritis remitieron y pude seguir ejerciendo la medicina y convertirme en quien soy hoy.

Más que desear que los milagros cambien la naturaleza física de la vida, lo que deseo son aquellos milagros que cambian nuestra experiencia de ella. Cuando decidamos hacer algo grande en el mundo y que reine la paz, el amor y la felicidad para todos los seres vivos... *eso* será un verdadero milagro.

Todos vivimos una historia milagrosa. Cuando ésta nos ilumina, nos elevamos y manifestamos una energía afectuosa, inteligente y consciente. Para ello debemos actuar, buscar la sabiduría y tener devoción. Éstas son las cualidades que manifestaron aquellos que sobrepasaron toda expectativa.

Leí un artículo maravilloso de Stacey Chiew que decía lo siguiente: «Creo que cada uno de nosotros poseemos la clave que abre la puerta de los milagros. Sin embargo, antes de poder hacerlo, debemos saber la contraseña: el amor. Los milagros son la respuesta al amor que expresamos hacia los demás. Es el extraordinario poder curativo de nuestro cuerpo, la sorprendente energía protectora que nos ayuda a mantenernos a salvo y la alegría que surge cuando las plegarias obtienen una respuesta».

Coincido con Stacey en que la vida es un milagro. No podemos, y probablemente nunca podamos, ser capaces de explicar la creación ni cómo la energía inteligente, afectuosa y consciente pudo crear la materia.

En este libro comparto algunas de mis historias favoritas, los tesoros que he recogido a lo largo de mi ejercicio como médico, los miles de correos electrónicos que he recibido y las experiencias personales que he vivido. Durante los muchos años que he trabajado con pacientes, creo que me he convertido en un experto del predominio y la realidad de los milagros. Espero que el hecho de compartir contigo estas experiencias sinceras avive el espíritu de la esperanza y la gratitud en tu vida. Todos debemos ser conscientes de nuestro potencial y dejar de considerar que nuestro intento por conseguir un milagro pueda ser una fuente de fracaso. No todo el mundo gana la lotería ni va a Lourdes y experimenta una recuperación milagrosa, pero algunas personas sí. Entonces, ¿por qué no aprender de aquellos que lo lograron e intentarlo nosotros? Sé que disfrutarás y te beneficiarás del intento, así que no temas asumir la responsabilidad y participar en ello.

El libro de los milagros está dividido en quince capítulos y cada uno de ellos consta de varias historias de milagros, de citas pertinentes, de anécdotas y de reflexiones mías. He explorado todos los aspectos de los milagros, desde los milagros cotidianos hasta increíbles historias de personas que se han curado de graves enfermedades. Te animo a que trates de crear milagros cada día y contribuyas a ello. Espero que este libro te eleve, te fortalezca y te guíe por el viaje milagroso que llamamos vida.

Capítulo Uno

Nacimiento y renovación

El nacimiento es la apertura repentina de una ventana a través de la cual observamos un panorama estupendo. ¿Para qué ha acontecido? Es un milagro. Hemos intercambiado nada a cambio de la posibilidad de todo.

WILLIAM MacNEILE DIXON

La naturaleza de la vida es un milagro. La energía inteligente, afectuosa y consciente es la responsable de la creación y la que comprende que la verdadera creación empieza con la variedad y no con la existencia de un único tipo de ser vivo. La creación empieza cuando nos sumamos unos a otros.

Todos los niños son un milagro. El espermatozoide fecunda el óvulo y de una sola célula se crea un ser humano. La inteligencia está presente en cada una de las células y sabe qué son y a qué parte del cuerpo pertenecen. Si una célula se coloca en el lugar equivocado durante la formación embrionaria, volverá a su lugar y al órgano al que pertenece. Todas las semillas contienen sabiduría y conocimiento. La semilla de una planta puede detectar la gravedad para saber hacia dónde crecer a fin de encontrar la luz del sol, e incluso puede abrirse paso a través del pavimento.

Nuestra mente también desempeña un papel importante en los milagros. Las mujeres poco fértiles aumentan su probabilidad de concebir cuando se apuntan a grupos de apoyo y abordan sus asuntos emocionales y cuando empiezan a imaginar que ocurre aquello que desean en vez de estar deprimidas y estresadas por su deseo de concebir. El temor y el estrés existen para protegernos de las amenazas de la vida, pero impiden la capacidad del cuerpo de desarrollarse y curarse cuando seguimos temiendo aquello que imaginamos o con lo que fantaseamos.

Una mujer de mi grupo de apoyo me llamó porque estaba teniendo un parto prematuro y temía sufrir un aborto. Cuando fui al hospital a visitarla, podía sentir en la atmósfera el temor y el pánico. Pedí a todos que se marcharan, puse una música tranquila y, a través de imágenes, traté de que relajara el útero y detuviera las contracciones. Al poco rato todo regresó a la normalidad, tuvo un embarazo a término y le puso mi nombre a su hijo. Eran irlandeses, de modo que se llama Brady, no Bernie, pero para mí ya es lo bastante parecido.

Los bebés son milagrosos

por Tanya F. Chernov

Cuando Rachel, mi mejor amiga, me llamó una tarde de verano de hace cinco años, temí que me estuviera llamando desde el hospital. Durante varios años Rachel había padecido una debilitante colitis ulcerosa y, en los últimos meses, apenas podía llevar su vida con normalidad. Sin embargo, cuando contesté al teléfono, me dijo que, inesperadamente, se había quedado embarazada. Como sabía que necesitaba todo el apoyo del mundo, me mostré eufórica al teléfono y manifesté todo mi afecto y emoción.

Pero cuando colgamos rompí a llorar. Rachel había estado enferma durante tanto tiempo que me preguntaba si sería posible que su debilitado cuerpo albergara un bebé. Había perdido peso, había perdido sangre y padecía múltiples y espantosos efectos secundarios a causa de los medicamentos que la habían mantenido con vida. Temía por ella y también por el bebé, por la fuerte medicación que Rachel había estado tomando. ¿Sería capaz de tener un embarazo a término? ¿Tendría un bebé sano? No había nada que pudiera hacer excepto brindarle mi afecto y apoyo, al margen de lo sólidos que fueran mis temores y mis dudas.

Los meses pasaron y, en vez de sentirse cada vez más débil, Rachel recobró la salud. Cada vez que la veía tenía mejor aspecto y se veía más saludable. Estaba fuerte y enérgica y tenía color en las mejillas por primera vez en años. A medida que pasó el primer trimestre y comenzó el segundo, Rachel se sentía increíblemente bien –no tenía ningún síntoma de la colitis, como si esa terrible enfermedad nunca hubiese formado parte de su vida–. Ya no necesitaba ningún medicamento más allá de las vitaminas para el embarazo. Como si el bebé que crecía en su interior estuviera hecho de propiedades curativas, el cuerpo de Rachel respondió conforme a ello y de algún modo recobró un milagroso estado de salud. Al ver cómo le crecía el vientre y su cuerpo se recuperaba, aprendí a confiar en que la vida encontraría un camino, porque el cuerpo es capaz de realizar cambios repentinos y milagrosos cuando lo necesita. Bromeamos con que si su colitis respondía de este modo al embarazo, querría estar embarazada siempre y su pareja estaría muy ocupada.

En marzo, Rachel dio a luz a una niña completamente sana y hermosa llamada Linnea Spring. La alegría por el nacimiento de Linnea se vio interrumpida tan sólo dos semanas después, cuando se agravó la colitis de Rachel de una forma mucho más destructiva que nunca. Con un bebé recién nacido del que cuidar, la salud de Rachel se deterioró rápidamente y su estado emocional se vino abajo junto con su estado físico. Ingresaron a Rachel en el hospital con menos de la mitad del volumen de sangre considerado seguro para una mujer que acababa de dar a luz y que tenía un edema de unos quince kilogramos. Cuando llegué al hospital apenas reconocía a Rachel. Parecía como si desde el momento en que su cuerpo había sabido que había logrado crear una vida, hubiera empezado a retirarse a la oscuridad. Durante las dos siguientes semanas me quedé con Rachel mientras le administraban medicamentos y la sometían a tratamientos y procedimientos ineficaces. Como los hospitales no siempre son lugares agradables para los bebés recién nacidos y puesto que Linnea, que sólo tenía unas pocas semanas de vida, iba y venía con distintos miembros de la familia que querían ayudar, Rachel no veía a su hija muy a menudo. Su salud iba a peor y temíamos que no lograra sobrevivir.

Al final, cuando parecía que lo único que podía salvar la vida de Rachel era una cirugía radical para extirparle todo el colon, tuvimos una idea. Los médicos llevaron a Rachel a la sala de maternidad, donde volvió a estar con su bebé. En el instante en que Rachel sostuvo de nuevo a su bebé en brazos, vi que sus mejillas recuperaban un destello de color. Las tres —Rachel, Linnea y yo— permanecimos en esa sala del hospital durante varios días, aportando un rayo de esperanza a la situación de Rachel. Tras probar una medicación experimental que pareció hacer remitir la colitis, mi mejor amiga recobró la vida.

Aunque sus médicos digan que la medicación fue lo que devolvió la vida a Rachel, que había estado a punto de morir, yo supe que no había sido así. Linnea salvó el cuerpo de Rachel durante el embarazo y volvió a hacerlo cuando Rachel estuvo tan cerca de la muerte en el hospital. Rachel necesitó a su bebé para curarse —no sólo una vez, sino dos—. Los bebés son milagrosos incluso en la mejor de las situaciones, pero la fuerza del vínculo entre la madre y el hijo es lo suficientemente poderoso como para desafiar la muerte. He tenido la suerte de dar testimonio de este milagro durante los últimos cinco años en los que Linnea ha crecido hasta convertirse en una niña, con una madre fuerte, saludable y vibrante.

Anclados en los brazos de Dios

por CHRISTIE GORSLINE

Nanook, nuestro velero, entró sigilosamente en la bahía envuelto en una capa de humedad. Rick lanzó el ancla y yo recogí y plegué las velas. Lo único que interrumpía el silencio eran las reverberaciones de un barítono que sonaban como el canto de las ballenas. Estábamos sentados en la cabina cuando la lluvia empezó a salpicar sobre el mar. Cada gota perforaba la superficie como la aguja de una máquina de coser a toda velocidad.

Con un gesto de celebración, alcé los brazos hacia el cielo y traté de imitar el baile de una danza tribal. Ofrecimos nuestro agradecimiento por el repentino aguacero; habíamos estado navegando por la costa oeste de México durante tres años y las sorpresas de la naturaleza todavía nos llenaban de asombro.

Al cabo de una hora el torrente de lluvia cesó. Me tumbé en la proa con una bolsa húmeda para las velas debajo de la cabeza como si fuera una almohada y observé cómo las nubes jugaban a las adivinanzas. Una brisa las volvió a colocar. ¿Un pirata? Un plátano. Globos de luz. Italia. Muchas formas. De pronto, una ruidosa salpicadura en popa interrumpió mis sueños.

Una ballena, con el lomo reluciente como una roca a la luz del sol, se revolcaba con una intensidad inquietante. Le acerqué los prismáticos a Rick y le pregunté: «¿Qué crees que le pasa?».

Observó durante varios minutos y respondió: «Parece que esté tratando de librarse de algo que tiene en la cola».

Me senté en un rincón de la cabina con las manos alrededor de las rodillas, y observé con los ojos entrecerrados por encima de la barandilla. Rick se puso de pie a mi lado y observamos con desesperación el panorama que sucedía frente a nosotros. Parecía como si la culpa de todo aquello fuese algún resto de basura, y de algún modo nos sentíamos responsables.

A medida que pasaron los minutos nos centramos en el ritmo de la ballena, que descansaba de sus sacudidas a intervalos regulares. Tras dos minutos de salpicaduras ruidosas había treinta segundos de silencio. Y así sucesivamente. Otra vez. Y otra vez. Ni siquiera con ayuda de unos buenos prismáticos podíamos identificar el motivo.

Hasta casi una hora después no cesó el alboroto. Fue entonces cuando Rick resolvió lo que probablemente habíamos estado observando.

—Santo cielo... –dijo, con los prismáticos en la mano.

—¿Qué es? –pregunté, acercándome los prismáticos a los ojos.

—Es un milagro* –respondió Rick, con los ojos humedecidos de lágrimas.

Un milagro. Pudimos observar cómo la cría de ballena salía de la matriz de su madre y se adentraba en el océano Pacífico. Primero la cola, luego la cabeza. A los pocos minutos, madre y cría se marcharon y volvió a reinar la tranquilidad. Nos sentamos en un silencio reverente mientras las lágrimas caían por nuestras mejillas.

Otro obsequio de Dios.

---

*En español en el original. (*N. de la T.*)

La luz de un delfín

por PAULA TIMPSON

Simplemente sabía que tenía que ir a las Bermudas. Era una llamada profunda. Algo especial iba a suceder; podía sentirlo en lo más profundo de mi interior. De niña siempre había soñado con nadar entre delfines. Un día, cuando el Espíritu me concedió la sabiduría para poder llevar a cabo esta empresa, seguí mi deseo con toda mi alma y mi corazón.

Fuimos a mediados de junio. El clima era ideal, igual que nuestro estado de ánimo. Cuando llegó el día de nadar con delfines estaba emocionada como una niña. ¡Me sentía más libre y afectiva que nunca! Mi marido me observó orgulloso mientras yo nadaba y jugaba con mi amigo delfín. Sentí verdadera alegría durante ese rato, que pareció prolongarse eternamente y que, a partir de ese momento, formaría parte de nosotros para siempre. Mientras el delfín gozaba y sacudía su cuerpo en el agua reluciente, yo también me llenaba de luz y esperanza.

Habíamos estado barajando la idea de tener un bebé. Después de nadar con delfines, me sentí dispuesta y preparada. Justo después de terminar de nadar empezó a llover y sentí que el agua se vertía sobre nosotros a modo de bautizo. Me dejé llevar y dejé que Dios obrara conmigo, en mi interior.

El delfín me permitió reunir el valor para convertirme en madre y confiar en que aquello que quisiera Dios sería lo mejor para mí. Aquel verano lo intentamos y no tardé en quedarme embarazada. Mi hijo es puro amor. ¡Jamesey es nuestro milagro! Nos ha hecho personas mejores y más fuertes, y somos más conscientes de la vida tal y como es. Creo que la brillante luz que hay junto al corazón de Jamesey la trajo mi amigo delfín.

Algunas veces, sólo el Espíritu puro sabe lo que necesitamos para ser felices, y cuando hallamos la respuesta en nuestro interior, debemos hacer caso de ella. Sólo así podemos convertirnos en quienes estamos destinados a ser realmente. Tener esta oportunidad fue un verdadero obsequio. Gracias a Dios.

I Corintios 13,4: El amor es paciente y bondadoso; no tiene envidia, ni orgullo, ni jactancia…

El hombre de mis sueños

por CATE PERRY

En 1988 era la típica niña de quince años. Mis prioridades habían dejado de ser los juegos infantiles y ahora eran la ropa, los chicos y… bueno, un nuevo tipo de juegos infantiles, supongo. La vida de estudiante de instituto consistía en alcanzar la popularidad casi a cualquier precio. Para ello, entre otras cosas, llevaba pantalones muy ceñidos, me rociaba el flequillo con laca para hacerme una cresta y evitaba todo lo que tuviera que ver con estudiar. Estoy segura de que todo esto parecería una dosis saludable de narcisismo adolescente si no fuera por el hecho de que deseaba privarme de comer para llamar la atención de cierto chico.

Resultó que Dios tenía en mente un chico distinto para mí, y a pesar de que era lo último que habría esperado, tuvo más impacto en mi vida del que jamás habría creído posible.

Ten en cuenta, por ejemplo, que este chico todavía no había nacido; entonces era andrógino para nosotros y lo llamábamos «el bebé». Aun teniendo un tamaño microscópico, el bebé añadió una nueva perspectiva a mi vida y me brindó algo por lo que ilusionarme que era completamente independiente de mi propio ego. A medida que trascurrieron los meses, fue creciendo y pude sentir cómo daba patadas en el vientre de mi madre. Y, finalmente, el día en que debía de nacer llegó y pasó, y se alejó durante varias semanas. Tres para ser exactos.

Yo también estaba tratando de perderme de vista utilizando la anorexia y la bulimia para conseguir mi objetivo de llegar a pesar 52 kg. Para una chica de 15 años de 170 cm de altura no era un peso precisamente realista; tampoco la idea de que esta clase de autocastigo podría traerme el verdadero amor.

En cualquier caso, el nacimiento de mi hermano debía ser el 4 de junio. Sin embargo, hasta el 27 de junio los médicos no indujeron el parto por tercera vez. Mi madre tenía una hemorragia interna, el bebé estaba inquieto y era necesario practicarle una cesárea inmediatamente.

Dejé a toda la familia en la sala de espera y salí afuera a hablar seriamente con Dios. Eso es; le dije que ya no creía más en él.

Incluso cuando finalmente sostuve a mi hermano en brazos por primera vez, le recordé a Dios que no creía en él.

Y mientras ayudaba a bañar a mi hermanito, le daba de comer y me descubría enamorada de alguien que nunca me utilizaría ni me haría daño, le recordé a Dios que no creía en él.

No hace falta decir que un día a mi mente adolescente se le ocurrió preguntarse que si no creía en Dios, ¿a quién diablos dirigía mis rezos?

¿Acaso mi madre no había logrado sobrevivir a la cirugía?

¿Acaso mi hermano no estaba perfecto?

¿Acaso Dios no ha permitido que mi hermano me siga enseñando lo verdaderamente importante de la vida hasta el día de hoy? ¿Que mi peso no tenía nada que ver con alcanzar la gracia de Dios?

Sí, se me había concedido un milagro materializado en mi hermano, y sé a quién debo dar las gracias.

Reflexión sobre los milagros

Mi mujer también es un milagro. Hace unos quince años le diagnosticaron esclerosis múltiple, una enfermedad que hasta cierto punto sigue siendo un problema hoy en día; sin embargo, no ha ocurrido nada de lo que la gente predijo. Uno de los motivos fueron los cuatro embarazos y los cinco niños que nacieron durante los siete años posteriores a su diagnóstico. Actualmente, para tratar la esclerosis múltiple utilizamos algunas de las hormonas que aumentan durante el embarazo porque ralentizan la acción del sistema inmunitario con el fin de que no ataque al feto, y la madre se beneficia todavía más porque estas hormonas también curan su enfermedad autoinmune. Es similar a la acción de la cortisona para reducir una hinchazón. De modo que es un milagro intrínseco que todos tenemos a nuestra disposición.

Lo que comparte Tanya Chernov sobre la experiencia de Rachel es un milagro; en realidad, nuestro nacimiento es un milagro y nuestro potencial, milagroso. Si las bacterias y los virus pueden modificar sus genes para resistir a los antibióticos y las vacunas, y las plantas pueden hacer lo mismo para resistir las enfermedades y los cambios meteorológicos, nosotros también podemos.

Estoy seguro de que la presencia de Linnea en el hospital también cambió la química de Rachel, y que su cuerpo respondió conforme a la paz y el amor que le aportaba su bebé. He visto muchos casos similares en la UCI, por ejemplo cuando llevaron la mascota de un paciente al hospital para que se despidiera de él y de pronto su salud mejoró y sobrevivió, o cuando a una madre le permitieron sostener en brazos a su bebé prematuro que estaba a punto de morir y éste empezó a mamar y sobrevivió.

Como dice Tanya, las dudas y los temores no ayudan, aunque muchas veces sea lo que sintamos con nuestra familia, mientras que el amor y el apoyo nos ayudan a curarnos. Los niños y los animales brindan amor y apoyo de forma natural. La visita de nuestros seres queridos nos ayuda a curarnos y a sentir menos el dolor.

Los delfines son intuitivos y pueden notar lo que ocurre en nuestra vida y nuestro cuerpo. He oído hablar muchas veces de las profundas impresiones que elaboran de las personas que se acercan a ellos en el agua. Marilyn, una paciente mía, se fue a Florida para morir entre sus amigos, unos terapeutas que trabajaban con delfines. Cuando se metió en el agua dijo que los delfines sabían en qué parte de su cuerpo tenía el tumor y que fueron sumamente delicados a la hora de acercarse a ella y tratarla. Esa vivencia la emocionó profundamente. Marilyn vivió muchos más años gracias a los delfines. Finalmente, cuando estaba preparada para morir y se quejaba del proceso, le dije: «Nunca he tenido ningún delfín que se quejara de ello». Aquella noche falleció con tranquilidad.

Los delfines detectan las necesidades de los humanos y los ayudan a recuperarse. Incluso he oído hablar de delfines que ayudan a las personas con parálisis a mover las partes del cuerpo que tienen afectadas. Creo que notaron la resistencia de Paula Timpson a tener un hijo y le comunicaron una nueva sensación. Pienso que fue una terapia grupal para Paula. Reunió el valor necesario para alcanzar la alegría y su milagro particular. Si quieres que en tu vida ocurran cosas maravillosas, haz lo que hizo Paula: salta y sumérgete en la naturaleza de la vida.

El agua en sí es un milagro; desempeña un importante rol en todas las religiones. Puede trasformarse de vapor a líquido y sólido en función de las circunstancias y representa un modelo de conducta para todos nosotros. También nosotros tenemos el potencial de cambiar y superar nuestras propias sequías e inundaciones. Además muestra que los milagros son intrínsecos al sistema —el agua es el único líquido que cuando se congela es menos denso, más ligero y puede flotar, lo que permite conservar la vida en este planeta—. Todos estos maravillosos organismos marinos, entre ellos las ballenas que menciona

Christie Gorsline, morirían si los lagos y los océanos se congelaran completamente. En vez de eso, están protegidos por hielo todos los inviernos.

Fue un milagro que Christie y Rick pasaran tres años de crucero por la costa de México.

Cate Perry habla del control, pero sólo hay una cosa que podemos controlar: nuestros pensamientos. Por otra parte, y de un modo poco saludable, podemos tratar de controlar cosas como nuestros hábitos alimenticios y nuestro peso a fin de sentirnos mejor. Cuando las cosas nos consumen, podemos volvernos adictos a la comida, las drogas y el alcohol con el fin de mitigar el dolor y sentirnos mejor mediante hábitos poco saludables que no pueden competir con lo que nos brinda el amor.

Algunas veces aquello que parece una pérdida de fe puede convertirse en una bendición. Las vivencias que llevaron a Cate a no creer en Dios también le brindaron el obsequio que recibió e hicieron que terminara agradeciéndoselo a Dios. Todos debemos estar dispuestos a buscar las bendiciones que hay ocultas en los problemas, a trasformar la oscuridad o el carbón de la vida en un diamante cuando nos hallamos sometidos a presión.

Permite que tu legado sobreviva
en todas tus creaciones.

Capítulo Dos

Inspiración animal

Hasta que no amas a un animal, parte de tu alma permanece dormida.

ANATOLE FRANCE

Los animales representan excelentes modelos de conducta para todos nosotros. Como dijo un niño cuyo perro iban a sacrificar: «Los animales viven menos porque no necesitan el mismo tiempo que nosotros para aprender a amar y perdonar».

Hace algún tiempo rescatamos a un perro al que le pusimos de nombre *Furphy*. Al cabo de unos días de estar con nosotros atacó a nuestro conejo, *Smudge*, y nos dio un gran disgusto. Dos semanas más tarde salí al patio para llevarme a *Smudge* dentro de casa y, como no quería venir, corrió y se escondió detrás de *Furphy*. Me dejó muy impresionado su habilidad para perdonar.

Otra cosa que hacen los animales es aceptarse a sí mismos y aceptarnos a nosotros por lo que somos. Cuando nos miran no ven los defectos o las carencias que tenemos o que tiene nuestro cuerpo. Ven la totalidad y nuestra esencia. Una veterinaria que conozco me dijo en una ocasión que los animales a los que había intervenido la habían ayudado a superar la mastectomía a la que se había sometido. «Se despiertan y lamen el rostro de sus dueños. Saben que están aquí para querer y ser queridos y enseñarnos unas pocas cosas».

35

Debemos aprender de los animales y de todos los seres vivos y crear un mundo en el que reine el amor, el perdón y la compasión. Cada vez que veo vídeos en los que aparecen cerdas amamantando a crías de tigre o elefantes que acarician el vientre de perros con su enorme trompa, me impresiona la verdadera naturaleza de la vida que muestran las creaciones completas de Dios.

A continuación voy a exponer una serie de historias que hablan de las infinitas formas en que los animales se convierten en bendiciones que nos inspiran. Estas historias muestran cómo las interacciones entre los humanos y los animales resultan beneficiosas tanto para el emisor como para el receptor de ese amor.

Que no muera ni un solo gorrión

por Cindy Hurn

Alimento a pájaros salvajes recién nacidos: pollitos abandonados, huérfanos o que simplemente han sido separados de sus madres. Me duele la espalda después de dar de comer durante cuatro horas a ochenta pájaros hambrientos. ¿Por qué me molesto? Porque pasé hambre, fui huérfana y me separaron de mi madre. ¿Por qué pájaros? Porque vuelan. Porque, como Dios, son omnipresentes –siempre están allí, independientemente de a dónde vaya–. Me enseñan. No puedo imaginarme la vida sin pájaros.

Un pequeño arrendajo escapa de su jaula y realiza su primer vuelo torpe en el interior de la sala. Antes de que se abalance sobre mi cabeza, extiendo los brazos y lo cojo. Con el pájaro salvaje en la mano, noto en la palma los latidos de su corazón; sus cálidas garras se cogen con fuerza a mis dedos y, con ojos inteligentes, me vuelve a mirar, ofendido –cazado– y, sin embargo, resuelto a volar de nuevo.

En la reserva ornitológica, hago el primer turno del sábado por la mañana. Como los pollitos no han comido nada en toda la noche, están hambrientos y son vulnerables. Si no toman proteínas y líquidos cada veinte o cuarenta minutos, algunos morirán. Cuando entro en la sala estallan en gritos desgarradores.

Empiezo con los pollitos de la incubadora. Tienen pocas horas de vida y su cuerpo no tiene plumas. Su piel es cerosa y traslúcida y les confiere aspecto de lagartos. Cojo el primer pollito. Tiene el trasero hinchado. Cojo el aceite de oliva que hay junto a la incubadora y me deposito una gota diminuta en el dedo corazón. Con mucho cuidado, le lubrico la piel de alrededor del ano. A continuación, cojo un gotero limpio y doy un golpecito en un costado del pico del pollito que, por acción refleja, abre la boca. Cuando tiene la boca abierta, ésta es enorme en relación con su cuerpo. Presiono el gotero: una, dos, tres, esperando entre cada gota para que el feo animalito tenga tiempo de tragar.

Luego pongo un poco de puré de proteínas en el extremo de un palo alimentador. La monstruosa boca nota lo que se acerca y se abre tanto que temo que se desencaje. Le introduzco el puré a un lado de la garganta, bien abajo. La boca se cierra sobre el palo y deja que se vea la cabeza del pollito, que clava el pico con movimientos ansiosos, tratando de tragarse todo el palo. Aguanto el palo, sorprendida por la fuerza del animal. Debajo de la mandíbula, se le forma un bulto oscuro en el buche, una cavidad similar a una bolsa oculta en la garganta, donde se digiere lentamente la comida mientras el pollito espera el regreso de su madre.

Después de tragarse tres cucharadas de puré, la monstruosa boca permanece cerrada y toma el relevo el trasero del pollito, que empuja hacia arriba. El ano forma un nudo, como cuando alguien frunce la boca y se prepara para soplar. Aparece una burbuja de gel, blanca como la leche, que se desliza por la apertura y cae sobre una toallita de papel. Reboso de orgullo al ver cómo este pequeño salvaje estreñido ha conseguido hacer sus necesidades. Sus ojos saltones dejan caer unos párpados pesados. Mueve la cabeza y luego la deja caer para descansar sobre mi dedo. En mi mano, duerme un pollito salvaje. Me detengo para dejarme maravillar por el milagro de la vida. Unos chillidos urgentes me recuerdan mi tarea, así que coloco al bebé durmiente en un cesto con una toallita limpia y voy a por el segundo de esta familia de cuatro hermanos.

Una mañana, sentada junto a la incubadora, juro haber escuchado en el extremo más lejano de la sala una risa débil seguida de una voz que pronuncia «hola». Suena como mi voz. Me giro en la dirección de la que procede la risa pero no veo a nadie. La única persona que hay en la sala además de mí es la jefa de turno de la reserva, que está a mi lado.

—¿Has oído eso? –preguntó–. Creo que he oído una risa.

—Es ese arrendajo azul –ríe–. Imita nuestra voz. Lleva toda la semana asustando a los voluntarios.

Cuando he terminado de alimentar a los pollitos de la incubadora, paso a las jaulas que hay en medio de la sala. La tarjeta de una de ellos declara: «Rascador x 2», pero sólo hay un pájaro posado sobre la percha. Quizás el otro haya muerto, pienso. El pájaro acepta con entusiasmo el agua, el puré y los gusanos de la harina. Normalmente les damos entre cuatro y seis cucharadas de puré y a continuación cuatro o cinco gusanos. Algunos pájaros, como los pinzones, comen hasta hartarse, pero el raspador rechaza la comida cuando se ha saciado.

A pesar de aceptar el quinto gusano, el raspador no se lo traga. Lo agarra por la mitad del cuerpo y lo mueve y retuerce con los dos maxilares. Uno de sus grandes ojos vuelve a observarme; inclina la cabeza, como si me estuviera haciendo una pregunta. Debo seguir con la siguiente jaula, pero juraría que está tratando de decirme algo. Espero. De pronto, se da la vuelta y da un salto hasta posarse en el otro extremo, donde la red de la cubierta ha quedado hecha un enredo. Agarrándose a la pared de la jaula, alarga el cuerpo y deja caer el gusano en la red; de pronto aparece un pico y un raspador se traga el gusano.

¡Oh Dios mío, hay otro pájaro en la jaula! Desenredo la red para liberar al raspador, cuya pata ha quedado atrapada en una pequeña rotura de la red. Como está demasiado débil para subirse a la percha, se agacha en el suelo de la jaula. Es más pequeño que el otro raspador y sólo acepta dos gotas de agua, pero engulle el puré con gusto. Cuando le ofrezco un gusano, éste se mueve tanto que no puedo introducirlo en la garganta del pajarito lo suficientemente rápido. El gusano se arroja, esquivando la boca abierta, y se retuerce por el suelo de la jaula. Inmediatamente el raspador más grande da un salto y agarra el gusano. Al principio creo que intenta robárselo, pero se da la vuelta y se lo da al raspador pequeño. Le ofrezco tres gusanos más. Acepta cada uno de ellos y luego se da la vuelta y se los da a su compañero más pequeño. Su conducta probablemente salve la vida del pajarito.

Cuando asimilo lo que acabo de presenciar, mi corazón se llena de asombro, confirmándome que Dios se preocupa de nosotros y de todos los seres vivos. Con las lágrimas brotándome de los ojos, le explico a la jefa de turno lo que acaba de ocurrir. Sonríe, pero no parece sorprendida. Dice que muchas veces se cuidan entre sí. Aun así, para mí, este momento representa un milagro.

Fe ciega

por PAULA TIMPSON

Mi marido Jimmy y yo apenas sabíamos lo mucho que íbamos a aprender de *Fritz*, el perro esquimal americano que habíamos adoptado. Lo llamábamos el «ángel blanco». El amor nos alcanzó a través de su corazón. El espíritu sabía que lo necesitábamos, de modo que llegó a nosotros de forma fácil y sencilla.

Fritz fue un milagro. Su pelo brillaba como el arcoíris. Saltaba con las grandes olas del océano, incluso en sus últimos años de vida, cuando ya estaba ciego. *Fritz* siempre estuvo con nosotros y vivió una vida plena; disfrutó del sushi, viajó a Florida e hizo muchos amigos especiales. También hizo sonreír a los ancianos de una residencia, donde contribuía a la terapia asistida con perros.

Fritz se dejaba guiar por su fe, no por su visión. Su corazón lo llevaba allá donde tenía que ir, y su agudo sentido del olfato lo ayudó a tener una buena vida. Siempre veía con el corazón, y entonces más que nunca, nos mostraba cómo confiar en la vida. El olor a ciervo siempre estuvo presente para nuestro querido *Fritz*, que adoraba la vida tranquila de East Hampton, en Long Island. Tiernamente, el mar permitía que *Fritz* flotara con libertad y verdadero goce, como si estuviera montado sobre una tabla de surf. La valentía de *Fritz* avivó en nuestro interior el Espíritu de la Creencia en los milagros y en los corazones abiertos. Era un perro muy capaz; nunca se compadecía de sí mismo, sino que luchaba de verdad.

Fritz era un alma fuerte y hermosa que siempre nos protegía y nos gastaba bromas. En una ocasión, en Florida, desapareció. Lo busqué cerca de la playa y no pude encontrarlo por ninguna parte. Cuando volví a casa y subí las escaleras, lo encontré allí, esperándome. Tranquilamente y con astucia, había subido en ascensor él solo.

A medida que se hizo mayor siguió siendo muy independiente, incluso a pesar de que se quedó ciego. *Fritz* abría la puerta con la nariz y bajaba por las escaleras para salir a hacer sus necesidades.

Daba una vuelta y volvía a entrar. Mientras observaba a *Fritz* dando vueltas, independiente y a la vez dependiente de Dios, descubrí que la fe lo llevaba a encontrar su camino. Nos enseñó a todos lo que es el coraje y la esperanza de verdad. *Fritz* era un alma fuerte y hermosa que siempre nos protegía y que gastaba bromas a Jimmy. Sabía cómo «ser» pacífico y cariñoso. Al final, *Fritz* estaba verdaderamente débil y la vida se había convertido en una lucha que ya no le divertía. Observé a mi marido cómo miraba fijamente a su querido perro y supliqué que tuviera el coraje de dejarlo marchar.

Reflexioné sobre nuestros recuerdos en el mar, sobre la risa de *Fritz* y sobre todas las pequeñas bromas que gastaba mientras Jimmy le acariciaba la cabeza, con una mirada tierna y afectuosa y los ojos llenos de lágrimas. En mi corazón sabía que Jimmy estaba despidiéndose valientemente de su querido amigo. Cuando su espíritu abandonó su cuerpo, la dulce sonrisa de *Fritz* nos dio libertad a mí y a mi marido. De pie uno junto al otro, sentimos y observamos cómo su alma volaba hacia el cielo. En el rostro de *Fritz* se dibujó una diminuta sonrisa cuando abandonó este mundo, a pesar de que su espíritu, puro y afectuoso, permanece siempre aquí. Fue un momento que jamás olvidaremos. El milagro fue que cuando arrojamos las cenizas de *Fritz* al mar, confiamos plenamente en la vida. Vimos el sueño de dejarlo marchar y la realidad de creer.

Fritz ya nos había mostrado el amor que albergábamos en nuestro interior si abríamos el corazón para confiar en la vida. Cuando dispersamos las cenizas de *Fritz* por el océano embravecido, nuestro corazón se abalanzó sobre el mar para estar con su hermosa alma. Fue milagroso porque vimos la realidad de dejarlo marchar y el sueño de creer en la vida.

Fritz estuvo con nosotros desde el comienzo de nuestra vida; creció con nosotros y nos observó hasta el final, siempre afectuoso. El ciego *Fritz* representa la fe ciega y ahora está libre para siempre.

La perra Ricochet

por Judy Fridono

Había adiestrado a Ricochet *para que fuera una perra de asistencia,* sin embargo, tuvo que renunciar a ese rol debido a su instinto de perseguir pájaros y otros animalitos, pues podía ser un riesgo para una persona con una discapacidad. Aun así, yo quería que hiciera algo significativo en la vida, y en lugar de centrarme en lo que no podía hacer, me centré en lo que *podía* hacer, como por ejemplo, hacer surf. De modo que dejó de ser una perra de asistencia para ser una perra del surf, y comenzó a hacer surf para causas benéficas.

En cuanto renuncié a que *Ricochet* fuese lo que yo quería y dejé que simplemente «fuese» ella, comenzaron a ocurrir milagros y sucedieron cosas sorprendentes. Su primer milagro fue para un chico tetrapléjico: con ayuda de patrocinadores, recaudó hasta 10.000 dólares para su terapia de rehabilitación. Dada su singular formación y sus buenas aptitudes para ser una perra de asistencia o de terapia, *Ricochet* hace surf para fines terapéuticos con surferos minusválidos y con niños que tienen necesidades especiales, y tal vez es el único perro del mundo que lo hace. Uno de los patrocinadores le concedió una subvención para cubrir tres años más de terapia con el joven tetrapléjico. Este chico hace surf con una tabla adaptada y *Ricochet* hace surf juntamente con él, ayudándole a hacer contrapeso en la tabla para impedir que ésta se incline con las olas. El mayor milagro de esta historia es un vídeo que muestra que el niño logra caminar.

El surf no es lo único que hace *Ricochet* para recaudar fondos. De hecho, aunque no volviera a subirse a una tabla de surf, eso no impediría sus logros a la hora de aumentar la conciencia de la gente y de recaudar dinero. Incluso ha llegado a recaudar dinero estando lesionada. Por ejemplo, durante una Navidad hicimos una campaña de juguetes en la que aparecía *Ricochet* y recaudamos 3500 dólares para dar juguetes a 630 niños de dos hospitales y de dos casas de acogida para mujeres maltratadas. ¡Los niños (y los padres) lo consideraron un milagro!

Más adelante *Ricochet* volcó su espíritu milagroso en un niño de seis años que padecía una grave lesión cerebral a causa de un terrible accidente de tráfico que había acabado con la vida de sus padres. Hasta el momento ha ayudado a recaudar miles de dólares para el niño.

También ha donado comida canina para todo un año a un centro de acogida de animales abandonados de la zona, y cuando los fundadores de la organización Pay It Forward oyeron hablar de los trascendentales actos de bondad e inspiración y de los milagros de *Ricochet*, le pidieron que fuera su embajadora. *Ricochet* tiene más de dieciséis mil seguidores en todo el mundo, incluso en lugares como Japón, los Países Bajos, las Bahamas, Suiza, Francia, China, etcétera, que se han inspirado en sus milagros y leen las novedades sobre ella y responden con generosidad.

Ricochet demuestra que los milagros suceden con cualquier persona y para cualquier causa. Personas de todas las condiciones sociales se han enriquecido e inspirado con el mensaje que trasmite: que hay que ajustarse a las propias expectativas y centrarse en la capacidad que uno posee, pues de este modo es posible alcanzar milagros sorprendentes. Muchos profesores han aprovechado la trayectoria de *Ricochet* como fuente de inspiración para sus estudiantes. Las cárceles para mujeres están empleándola para sus reclusas, los expertos en *coaching* la incorporan en sus clases para los objetivos de sus clientes, y muchos otros están utilizando su historia para exhibir los milagros que está consiguiendo y para demostrar que es posible cambiar la vida de las personas.

Quise que *Ricochet* cambiara la vida de una persona, pero ella tenía otros planes. En vez de eso, está alcanzando a millones de personas con sus milagros y está cambiando la vida de muchos durante el proceso. *Ricochet* sólo es una perra normal con un espíritu extraordinario que ejemplifica el hecho de que los milagros ocurren. Gracias a ella, mi agradecimiento no puede expresarse con palabras, y todo este trayecto ha sido tan emocionante y abrumador (en el buen sentido de la palabra) que nunca me he sentido tan conectada con lo divino como ahora.

El encantador de niños

por MARY ROSE ANDERSON

Cuando llegamos a casa después de que hubieran operado a corazón abierto a nuestra hija, en el contestador teníamos el mensaje sobre un gato que se había perdido. Como madre de treinta y pico años, estaba absorta en el éxito de la operación y no le di mucha importancia. «Ahora todo nos irá mucho mejor» era el pensamiento que se repetía una y otra vez en mi cabeza. No podría haber estado más equivocada. Conseguir que operaran del corazón a mi hija de once años había sido la parte fácil.

Frances siempre había sido una niña que había requerido mucha atención; tenía problemas de conducta, trastornos del estado de ánimo y dificultades de aprendizaje además de su defecto congénito en el corazón. Cuando miro atrás a esta época de mi vida, veo a numerosos especialistas ayudándome a cuidar de ella. Uno de estos «especialistas» fue excepcional, a pesar de que no tenía un certificado, ni siquiera —con cuatro patas y una cola— era «creíble» para algunos.

Cuando llevé a Frances a los especialistas en cognición y aprendizaje para que le hicieran pruebas, recibí un informe de doce páginas con siete líneas devastadoras dedicadas a su múltiple diagnóstico. El TND o trastorno negativista desafiante era el que presentaba más dificultades porque Frances estallaba en rabietas temperamentales tanto si quería como si no. Con unos enormes ojos azules y un cuerpo tan delgado y esbelto como el de Olivia Olivo, Frances era tan imprevisible e intermitente como Helen Keller en *El milagro de Ana Sullivan*. Ana Sullivan era la encantadora de niños de la joven Helen. *Harry*, el Gato Angélico, desempeñó ese rol con Frances.

Tras su operación cardíaca, rogué con devoción que nos dieran una solución para mi hija que no fuera la hospitalización, y de pronto me acordé de la llamada de mi amiga sobre un gato al que estaban a punto de sacrificar en un centro de acogida de animales de la zona. El animal era tan encantador que la secretaria de recepción había roto a llorar, oponiéndose a que lo sacrificaran.

Terminé de rezar y llamé al centro de acogida de animales. Gracias a Dios todavía no era demasiado tarde.

Harry era un bonito gato callejero de ocho kilos. Tenía un pelo gris suave y largo y un majestuoso pecho blanco. Era precioso, dócil y rápidamente se convirtió en el mejor amigo de Frances. También en el mío. *Harry* era capaz de conseguir milagros y podía motivar a Frances para que acometiera muchas tareas que le resultaban difíciles.

Cuando Frances tenía sus rabietas, había intentado darle un tiempo de descanso y no había funcionado. Ahora, cuando le pasaba, *Harry* el gato –no Frances– tenía que irse y tomarse un descanso. Un gato en cuarentena era algo que Frances no podía soportar, de modo que trataba de comportarse mejor para conseguir que el gato volviese.

Al margen de su comportamiento, tenía un sistema diario de recompensas para Frances. Una vez al día, tenía veinte minutos para hacer lo que quisiera –dentro de lo razonable–. ¡Normalmente quería ir a dar una vuelta en coche con *Harry* sentado sobre su regazo!

Harry también iba a dar paseos con correa. Incluso le permitió a Frances que le atara el cinturón en un sillín especial para niños sobre la rueda trasera de mi bicicleta. Podría haber escapado fácilmente y huir de la situación, pero no lo había hecho. Simplemente, daba paseos por el vecindario con ella –para gran alegría de los niños del barrio.

Frances tenía dificultades para trabar y mantener amistades, pero *Harry* llenó ese vacío. Llevaba ropa para muñecas y sombreros de papel, dormía en una mecedora de juguete y, de forma heroica, perseguía a perros grandes y aterradores hasta echarlos del patio. Pero, lo más importante, cada noche dormía religiosamente con Frances. Cuando en la iglesia le mandaron a Frances que hiciera un dibujo de Dios, hizo un dibujo de *Harry* durmiendo. Era su imagen de lo que representaba el amor incondicional.

Harry asistía a las clases de Frances con su profesora particular porque allí es donde normalmente se agravaban sus problemas de comportamiento. La profesora enseñaba a Frances a operar con fracciones y decimales, una tarea especialmente ardua por la dificultad de Frances con los cálculos aritméticos. Con *Harry* sentado sobre su escritorio,

Frances se esforzaba mucho en aprender a hacer cálculos con decimales –hacía cuadrar un registro de talonarios–. Cuando lograba resolver un problema, le repetía *al gato* lo que acababa de aprender. *Harry* movía la cola y escuchaba con paciencia. Era un gato muy inteligente.

Frances y su profesora también hacían pizzas y las cortaban en fracciones. Mezclaban los trozos de pizza para resolver un problema y luego se los comían con ayuda de *Harry*. ¡Al gato le encantaba la pizza con hamburguesa!

Once años más tarde, la misma profesora de matemáticas nos llamó a Frances y a mí desde Japón, sin saber que *Harry* estaba muy enfermo. Mientras *Harry* jadeaba y respiraba con dificultad, aguanté el teléfono junto a sus orejas para que la profesora le dijera adiós a su fiel auxiliar.

Tras colgar el teléfono, comprendí que yo también debía despedirme. Le susurré con la intensidad de una oración: «Gracias por todo lo que has hecho por Frances». En ese instante *Harry* soltó una larga e interminable espiración.

Si hubiera sido un ser humano habría tenido unos noventa años. Había estado esperando que le dijera que su tarea había terminado y que la había hecho muy bien. Cuando le salvé la vida hace más de una década no sabía que me lo devolvería multiplicado por cien.

Reflexión sobre los milagros

Tuvimos una gata llamada Milagro que vivió hasta los veinte años y también fue un verdadero milagro. Siempre me acompañaba cuando tenía ronda de visitas a clínicas para la tercera edad y a otros centros de ayuda. La llamamos así por un gato que había aparecido en el sueño de una mujer y que le había explicado cómo podía tratar el cáncer que padecía. La mujer le escuchó y hoy goza de buena salud. Debo añadir que también es muy divertido correr alrededor de tu casa gritando: *«Milagro, milagro»* cuando no puedes encontrarla y observar cómo cambia la reacción de los vecinos ante tu comportamiento.

Lo que vive y hace Cindy Hurn, ofreciéndose voluntaria para ayudar y rescatar animales, la convierte en una persona sumamente excepcional. Cuando experimentamos el rechazo, es posible que padezcamos depresión y que busquemos formas de vengarnos. Pero Cindy, que cuida de los pájaros, ha elegido vivir con amor y todos podemos sentir su compasión.

En la historia de Paula Timpson, *Fritz* nos demuestra que los animales viven el presente y están más dispuestos que nosotros a vivir en paz y a perdonarse. Tal y como demuestra, la meditación es más fácil para los animales porque viven el momento y no piensan con palabras, no verbalizan el temeroso futuro ni reviven las heridas dolorosas. Todos los animales están completos y son maestros maravillosos para seres humanos incompletos como nosotros.

Lo que enseña y demuestra la perra *Ricochet* es exactamente el sendero de los milagros. La compañera canina de Judy Fridono nos enseña a renunciar a nuestro yo falso y a vivir la vida que supuestamente debemos vivir. No sólo está en el camino correcto de su vida, sino que también ha curado a muchas otras personas. Es una maestra y un ejemplo brillante. Cuando las personas dedican el tiempo libre que tienen en hacer lo que creen correcto es cuando suceden los milagros.

Adoptar un milagro, como hizo Mary Rose Anderson, puede mejorar nuestra vida de muchas maneras. De hecho, numerosos estudios muestran los beneficios de tener un animal doméstico en casa y cómo éstos ayudan a mejorar la propia vida y las relaciones.

Los animales traen alegría de muchas formas distintas. Nos ayudan a establecer vínculos y demuestran que podemos comunicarnos a través de la consciencia sin necesidad de palabras. Siempre que saco a pasear a los perros mi mujer me pregunta a quién he conocido. Sabe lo que puede ocurrir.

¡Si quieres crear un milagro,
encuentra la tabla de surf de tu vida y súbete a ella!

Capítulo Tres

Sueños y símbolos

Los sueños son las respuestas de hoy a las preguntas de mañana.

EDGAR CAYCE

Las señales, los mensajes de los sueños y los símbolos existen en nuestro consciente e inconsciente para guiarnos a través de los rompecabezas que la vida puede arrojar a nuestro camino. Estas pistas han representado una parte esencial en mi vida, y también en la vida de incontables pacientes.

Cuando corrí mi primera maratón con el fin de recaudar fondos para la Sociedad del Linfoma y la Leucemia, le pedí a Dios que me diera una señal para saber que terminaría las veintiséis millas. Para mí los peniques son simbólicos por sus mensajes «Libertad» y «Confiamos en Dios», así que pensé que si encontraba veintiséis centavos, sabría que todo marchaba bien. Al inicio de la carrera en Staten Island, me hallaba rodeado de dos mil personas cuando bajé la vista y vi una moneda de veinticinco centavos entre mis pies. Todo lo que necesitaba era un penique y, efectivamente, encontré uno en una calle de Manhattan. Corrí el riesgo de que me pisotearan al detenerme a recogerlo. Pude oír a la gente exclamar: «¡Sí que es pobre!». Tuve mi milagro, terminé la carrera y recibí mi medalla, y todavía conservo estas monedas.

Una paciente que conocí tuvo un sueño en el que aparecía un gato blanco. Le decía que se llamaba *Milagro* y le revelaba que debía someterse a quimioterapia, un asunto que la había preocupado bastante. Ella y su médico siguieron el consejo de *Milagro* y consiguió curarse. En una ocasión apareció un gato blanco irisado en uno de mis sueños. Creía que se llamaba *Diamond* («Diamante») por su brillantez, pero la gente no pronunciaba su nombre correctamente, sino que omitían la *d* final. James Hillman, un psicólogo de la corriente junguiana, me dijo que se llamaba *Daimon* y que representa nuestro espíritu interior, la semilla que necesitamos para crecer y convertirnos en quienes debemos ser. Me hizo tomar conciencia de ese nuevo símbolo que representaba mi esencia. Creo que dormimos para soñar y no sólo para descansar.

El animal blanco es simbólico en muchas culturas, desde el búfalo blanco de los nativos americanos hasta el elefante blanco de los budistas. Para mí el blanco es como un lienzo en blanco, donde todos estamos en proceso de creación. Somos obras en progreso que tenemos el potencial de crear una obra de arte utilizando nuestra vida y nuestro ser y sin temer a las pérdidas, los cambios, los juicios y los fracasos.

Los siguientes escritores comparten algunas de mis historias favoritas sobre sueños y símbolos. A Barbara J. Semple y a Terri Elders se les aparecieron en sueños seres con alas para salvarles la vida, tanto en sentido literal como en sentido figurado. El sueño de Susan Hoffman sirvió de premonición para situarla en el camino adecuado durante una época de crisis.

Sueños con delfines

por JANET COLLI

A los treinta años me diagnosticaron un cáncer y mi mundo se vino abajo. Una semana después de que me diagnosticaran la enfermedad de Hodgkin, leí una entrevista realizada a Bernie Siegel, de quien sabía que era el autor de un libro sobre curación titulado *Amor, medicina milagrosa.* En la entrevista hablaba de George, su espíritu guía a quien no todo el mundo puede ver, y de su creencia en que *la enfermedad es un mensaje divino de reorientación.* Esa entrevista trasformó mi perspectiva sobre el cáncer.

Un mes más tarde, con una cartulina y tijeras en mano, reconstruí un retrato de Bernie Siegel y dejé *en blanco* el espacio de su izquierda con el fin de que representara a George. Ver el cáncer como un reto creativo, en lugar de simplemente una amenaza, fue el comienzo de una nueva vida.

Durante los tres años siguientes a mi diagnóstico me centré en la sanación emocional y evité un tratamiento médico alopático. El linfoma de Hodgkin es curable pero, sencillamente, no confiaba en los médicos. Tenía un temor exagerado a las náuseas. A los tres años había padecido un brote de intoxicación alimentaria por el que tuvieron que hospitalizarme, y desde entonces empecé a rechazar la comida. Mi madre, después de todo, tenía problemas emotivos que se manifestaban en la comida. Comía mayoritariamente plátanos, requesón y barritas de caramelo de Milky Way. Mi padre era médico y me amenazaba con ponerme una «inyección» cuando me negaba a comer. No es de extrañar que padeciera fobia a las náuseas y las agujas. *¿Qué es la quimioterapia, sino náuseas y agujas?* Fue cuando estaba a punto de morir cuando decidí afrontar mis temores a la quimioterapia. Esa decisión marcó el comienzo de una trasformación psicoespiritual, y fue un sueño lo que la desencadenó.

En el sueño, recuerdo una piscina interior… Recuerdo que deambulaba hasta llegar a un tablón en el que había clavada una noticia.

Esa noticia anunciaba que Janet Colli iba a facilitar encuentros con delfines para pacientes de cáncer.

Tuve ese sueño el invierno de 1987. Estaba muriendo.

Pero, ¿delfines? Ni un solo delfín había adornado mis sueños. No albergaba ningún deseo consciente de establecer un vínculo. Pero, de pronto, la decisión de someterme a quimioterapia y radioterapia fue sencilla. Estaba postrada en la cama y me sentía débil, de modo que encontré consuelo en mis sueños. Sin embargo, el sueño que salvó mi vida distaba mucho de ser drástico. Su trascendencia era sutil. Agradable. Me desperté con la mente renovada y me consolaba su promesa, pues me tomé la noticia del tablón como un hecho que estaba destinada a vivir. Y esa tranquilidad me dio la valentía para luchar.

Mi absoluta fe en ese sueño me permitió tomar la decisión que me había atemorizado durante tanto tiempo de iniciar un tratamiento médico alopático. Sabía que iba a sobrevivir. Y si estaba destinada a vivir, tenía que hacer todo lo que estuviera en mi poder, incluso quimioterapia y radioterapia. De pronto ya no me suponía una amenaza tan grande.

Otras personas también soñaban por mí. Como Carol, una facilitadora de mi grupo de apoyo para enfermedades *con riesgo de muerte*. Carol soñó que estaba en el asiento de copiloto de un Jeep que conducía yo. Nos acercábamos a un acantilado a toda velocidad cuando, de pronto, se abrió un amplio abismo ante nosotras. Carol, que había perdido las esperanzas de sobrevivir a la sima, volvió la cabeza para mirarme pero ¡había desaparecido! En mi asiento estaba sentado… el *santo del agua*. Nuestro Jeep de ensueño, pilotado por un santo que acababa de encarnarse, se *lanzó* a través del abismo y aterrizamos a salvo al otro lado. Milagrosamente, habíamos sobrevivido.

La clave para la supervivencia fue trasformar mi identidad –formada por el temor a mi padre médico– y envolver mi ego con el arquetipo sagrado del agua. *La fluidez femenina.* La quimioterapia empezó a simbolizar el proceso de limpieza que el elemento del agua llevaba a cabo con mis células. Los delfines, que plasman la felicidad más allá del ego y que habían acudido a mí en aquel sueño, fueron los agentes perfectos de trasformación. Consideré que mi enfermedad era un llamamiento para alcanzar un nivel más profundo de amor. A pesar de que había planeado renunciar a la medicina alopática y de que estaba resuelta a curarme por «medios naturales», mi sueño con delfines marcó el comienzo de un camino de espiritualización de la medicina occidental.

Después de medio año siguiendo un régimen sumamente tóxico de quimioterapia –incluso según los estándares de la quimioterapia– estaba estupenda. Sin embargo, el tratamiento médico para la enfermedad de Hodgkin sólo había llegado a la *mitad*. El tratamiento de radioterapia estaba a punto de comenzar. ¿Cómo podía uno curarse en el santuario interior de la sala de radiación? ¿Cómo era posible que un rayo tan letal tuviera un efecto sanador?

Cuando finalmente la máquina empezó a runrunear, traté de aguantar la respiración, convencida de que si me encogía y me mantenía quieta conseguiría eludir algunos de los rayos. Rezaba desesperadamente mientras la máquina emitía sus letales rayos invisibles.

Tras la primera sesión supe que debía renovar mi consagración con la vida. Lo que tanto me aterraba no era el tratamiento, sino mi actitud ante él. No podía hacer nada por evitar identificar la radioterapia con un asunto letal. Y no quería afrontar otra sesión sin un cambio radical en esa percepción.

Se había convertido en mi piedra de toque hasta tal punto que, si pedía ayuda, la Creación se aseguraría de que apareciera en escena alguien apropiado. Se podría decir que estaba negociando con Dios, pero una y otra vez, había experimentado la gracia salvadora de la rendición, y aquella vez no fue una excepción.

Contemplé con cuidado la decisión con la que una de las dos técnicas me ajustaba el cuerpo a la tabla. Advertí que un crucifijo plateado colgaba de una delicada cadena que llevaba alrededor del cuello. Por suerte, era la última vez que me asistía, así que decidí correr un riesgo calculado. Cuando llegó el momento en que tenía que marcharse, le hice una petición urgente:

—¿No puedes decir algo… *un poco más positivo para mi salud?*

La joven vestida con una bata blanca me tocó la frente y trazó una diminuta cruz.

—Que Dios esté contigo –dijo.

Con su persistente toque y con todo mi corazón, procedí con el tratamiento de radioterapia. Pero, en aquella ocasión, cuando las técnicas salieron de la sala no estaba sola. Había avivado mi fe y había prendido mi curación.

A partir de ese momento, hicimos de las sesiones de radioterapia un ritual a la energía radiante de Cristo. Fue pan comido ponerme en las manos de Cristo. Me limitaba a imaginar la tarea de subsumir las células cancerígenas y proteger las células y los tejidos sanos, como si me supervisara Jesucristo, el jefe de Oncología Radioterapéutica.

Cuatro años más tarde, mi exposición de arte, que consistía en dieciocho cuadros y sus respectivos comentarios, celebró la reapertura del Departamento de Oncología del Centro Médico de la Universidad de Washington; se exhibió varias veces. En 1989, Bernie vio la exposición en la conferencia de la Asociación Americana de Medicina Holística y dibujó un corazón gigante en mi libro de visitas.

Gracias, Bernie y George. Me habéis ayudado a salvar mi vida. Ahora, veinte años después, soy psicoterapeuta y creo que los síntomas son un mecanismo de comunicación. Nuestra personalidad busca, por encima de todo, expresarse. *Es posible que tu síntoma más grave sea tu mayor sueño, que trata de abrirse paso.*

El andador y la mariposa

por Barbara J. Semple

Hace unos doce años me hallaba luchando contra algunos de los dolores más fuertes e incapacitantes de la artritis reumatoide. Me sentía como si me estuviera muriendo y estaba bastante segura de que así era.

La religión del sintoísmo considera que todo ser humano es un pequeño *kami,* una palabra japonesa que significa «espíritu noble, sagrado». De modo que soy un espíritu noble y sagrado que ha tenido muchas dificultades en aceptarlo porque la artritis me había provocado una grave hinchazón en los pies, las manos y las articulaciones, hasta el punto de que no podía doblar las rodillas y tenía que utilizar un andador. Era demasiado joven; sólo tenía cuarenta y cuatro años y no quería parecerme a todos esos ancianos que utilizan andadores. El andador era otra señal más visible de que había perdido más control sobre mi vida.

Llegó un día en que lo único que podía hacer era ceder a la ayuda que pudiera brindarme el andador. Después de ceder de nuevo, vinieron los obsequios. Gratitud... el andador contribuyó a que mis articulaciones permanecieran estables y ralentizó su degeneración. Me dio más movilidad para caminar con seguridad e incluso ha corregido mi postura. Lo admito. El andador ha sido útil. Y también puedo llevar cosas en él. He hecho las paces con él. Para mí, constituye un acto de amor propio el hecho de sentirme cómoda a través de la enfermedad.

Hubo días en los que experimenté mucho malestar. Me sentía abrumada por las molestias físicas. Una mañana grité a mi marido y a «cualquiera» que me oyera que odiaba mi cuerpo y odiaba la artritis. No me sentía con mucha salud. Mi marido me dio un poco de apoyo práctico con la técnica del Jin Shin Hyutsu y volví a quedarme dormida. Entonces tuve un sueño maravilloso.

En mi sueño observaba mi andador. Es uno de esos de acero o aluminio que tiene un apoyabrazos especial para mí. No es precisamente un accesorio bonito. El andador estaba junto a mi cama, de modo que estaba próximo a la altura de mis ojos. En mi sueño estaba tumbada, pero al incorporarme en la cama, me daba cuenta de algo que se escabullía por una de las abrazaderas del andador, la pieza que sirve para ajustar la altura. Esa cosa que se escabullía se colocaba delante del andador. Era un insecto blanco con antenas y piernas blancas, y se enrollaba como un burrito, abría las alas y se convertía en una gigantesca mariposa blanca. Luego, al incorporarme en la cama, ¡dos mariposas blancas salieron de las palmas de mis manos!

Algo profundamente espiritual me recuerda que debo seguir adelante. Que de las circunstancias físicas más rígidas sale la mariposa más pura, y que el confinamiento y la enfermedad que simbolizan el andador, en realidad son el capullo de una mariposa, que simboliza la trasformación en un movimiento puro, luminoso y fluido.

Incluso ahora estoy experimentando un extraordinario movimiento del alma, y sigo padeciendo una enfermedad física debilitante. Sigo preguntándome si mi vida tiene algún valor, especialmente en los momentos en los que me siento cansada, hambrienta o abrumada por los medicamentos que tomo. Pero entonces recibo un mensaje maravilloso del Alma que me recuerda de nuevo mi verdadero yo. Mi vida espiritual es sumamente rica. Está ese elemento de incertidumbre, del Gran Misterio de la vida, pero lo acepto. Simplemente sé en mi corazón que soy algo más que mi cuerpo físico y sus circunstancias, y eso me permite seguir adelante al lado de mi Espíritu.

Actualmente no necesito el andador y hace doce años que no lo utilizo. Entre otras actividades físicas, puedo jugar a dobles de tenis con mi marido en la Nintendo Wii, hacer *aquagym*, bicicleta, jardinería, etcétera.

Murciélagos en nuestro campanario

por TERRI ELDERS

Uno de mis proverbios preferidos es de James Russell Lowell, que dice así: *Todos los ángeles de Dios acuden a nosotros disfrazados.*

Hace poco viajé a Scotts Mills, en Oregon, y vi la casa victoriana que hay en la cima de la colina, entre las calles Sixth y Grandview. Todavía sigue allí y es una de las pocas casas que quedan de la década de 1890, cuando esa pequeña ciudad vivió su apogeo. Hace décadas había vivido allí con mis abuelos, padres, hermana y hermano, y una colonia de murciélagos... o una multitud de ángeles, según cuál sea tu perspectiva.

Cuando mi familia se fue del sur de California y se mudó allí al término de la Segunda Guerra Mundial, me apropié del trastero inacabado al final del pasillo del segundo piso y lo convertí en mi cuarto de los juguetes. Allí coloqué mis muñecas sobre las cajas de cartón que cubrían las paredes y traté de enseñarles a leer. Cuando me cansaba de su terca falta de cooperación, me acurrucaba en la cama y leía para mí.

Una tarde calurosa me quedé dormida con *Hans Brinker*. Recuerdo que soñé que era Gretel y que iba patinando por el canal junto a mi hermano, acompasando mis movimientos a los chillidos apagados que se oían de fondo y que sonaban como pequeños besos. De pronto, algo suave y sedoso me acarició la mejilla. Abrí los ojos y vi una nube de murciélagos que volaban en círculos sobre mi cabeza y luego salían revoloteando por la ventana.

Sospecho que chillé lo bastante alto como para que se me oyera desde la tienda, que se hallaba por lo menos a cuatrocientos metros. Oí pasos en el vestíbulo del piso de abajo y la abuela y mamá irrumpieron en la habitación.

—¡Murciélagos! –exclamé, señalando hacia la ventana–. Había un montón. Me han despertado.

Mi abuela se sentó en la cama junto a mí.

—¿Estás segura?

—¡Sí! Por lo menos había cuatro o cinco. Uno de ellos me ha tocado.

—Bueno, no te han hecho nada, así que baja a cenar. Hay macarrones con queso y de postre, pastel de manzana.

Esa noche le pregunté a mamá si podía ser que hubiera murciélagos en nuestro campanario.

—No –me dijo mamá, riéndose entre dientes–. No tenemos un campanario, sólo un ático. Un campanario es una torre con una campana, como el que hay en la iglesia.

«Bueno, casi», pensé mientras hacía una nota mental para consultarlo con mi profesora de la escuela dominical. Aquel domingo abordé a la señorita Magee y le pregunté si había murciélagos en el campanario de la iglesia. Siempre se tomaba en serio nuestras preguntas, a diferencia de algunos adultos, sin embargo pude ver cómo hacía lo posible por ocultar una sonrisa. Me preguntaba qué era tan gracioso. Pensaba que los murciélagos daban más miedo que risa.

—Revolotean junto a la campana por las noches –respondió–. Y están en la mayoría de las casas antiguas. Pero no tienes que tener miedo de los murciélagos. Son útiles; comen insectos, se limpian el pelo como los gatos y protegen los cultivos de las lombrices. Deberíamos estar agradecidos de ellos, igual que estamos agradecidos de tantas otras criaturas de Dios.

Me alegré de haber preguntado. La señorita Magee sabía acerca de todo. Desde entonces, deseaba volverlos a ver, pero los murciélagos evitaron el trastero el resto del verano.

Entonces, una fría noche de otoño, me hallaba bien arropada en la cama cuando volví a soñar con esa extraña y alegre cháchara que sonaba a besos de bebé.

—Despierta, Terri –me susurró una voz suave.

Abrí los ojos pero tuve que entrecerrarlos por el escozor del humo. Tosiendo, me levanté a abrir la ventana para que entrara aire en la habitación. A través de la densa neblina gris, alcancé a ver dos o tres diminutas formas plateadas con alas que flotaban en la noche al otro lado de la ventana. «Deben de ser murciélagos», pensé, y salí a trompicones al pasillo.

—¡La casa está ardiendo! –grité.

Todos, entre ellos mi hermano y mi hermana, salieron rápidamente de sus habitaciones y bajaron las escaleras de forma ruidosa, tosiendo a causa de la asfixia.

—¡Mirad! ¡Se ha incendiado la tabla de aglomerado! –exclamó papá.

Él y el abuelo cogieron varias toallas del baño, las empaparon en el lavabo y las utilizaron para golpear las paredes que rodeaban la chimenea. La abuela y mamá corrían de una habitación a otra para abrir de par en par las ventanas del piso de abajo y permitir que saliera el humo.

—Seguro que han sido los murciélagos los que me han despertado –comenté, en cuanto nos aseguramos de que nuestra casa no sería el último edificio victoriano en incendiarse. Hacía pocas semanas se había incendiado otra casa, la segunda del año.

—¿Murciélagos? –preguntó mamá, frunciendo el ceño.

—Los he oído en mi sueño. Pronunciaron mi nombre... y me dijeron que me despertara.

—Debían de estar buscando una forma de escaparse de la casa –dijo el abuelo, mirándome con extrañeza–. Pero, ¿cómo han entrado a tu habitación? Tu puerta estaba cerrada.

—No lo sé, pero han entrado.

El domingo siguiente, cuando le dije a la señorita Magee que los murciélagos habían impedido que nuestra casa se incendiara, frunció el ceño y me dijo:

—¿Murciélagos? ¿Viste murciélagos?

—Bueno, mi habitación estaba llena de humo. Pero tenían alas. Y me llamaron por mi nombre.

Sonrió.

—¿Murciélagos que hablaban?

—¿Qué otra cosa podrían ser? Ya soy mayor para creer en hadas.

—Piensa –me dijo la señorita Magee mientras me cogía de la mano–. ¿Qué animal de Dios tiene alas, puede hablar y no necesita que haya una puerta o una ventana abierta para entrar en una habitación? ¿No te acuerdas de lo que hemos aprendido sobre los ángeles guardianes?

Siempre podía confiar en que la señorita Magee tenía todas las respuestas.

Hace no mucho alguien me preguntó si creía en los milagros. Déjame que responda…, si nuestra antigua casa todavía está entre las calles Sixth y Grandview después de más de cien años, es por un milagro.

Tal vez pienses que hay murciélagos en mi campanario, pero sé que esa casa de Scotts Mills tiene su propio ángel de la guarda…, quizás incluso dos o tres.

El mensaje

por SUSAN HOFFMAN

Una mañana de noviembre de 1998 me desperté sabiendo que tenía un tumor en la mama. Sabía exactamente dónde estaba, la zona exacta. Había soñado que estaba en una camilla con unos seis médicos a mi alrededor. La perspectiva que tenía desde allí sólo me permitía ver sus batas azules; no podía verles el rostro. Sabía que hablaban de mí y aguzaba el oído para oír lo que decían. Entonces, una mujer de corta estatura con delgados dedos me palpaba la parte superior del pecho derecho y decía: «El tumor está aquí». A continuación todos salían de la sala. Por sus delicadas manos y el tono de su piel, supuse que era asiática.

Me desperté inmediatamente, me palpé en esa misma zona del pecho y noté un bulto más bien grande. Desperté a mi marido y, tocándome el pecho, le dije: «Tengo un tumor en la mama y está justo aquí». Huelga decir que estaba perplejo y que probablemente pensó que estaba soñando.

¿Acaso este sueño era un mensaje de Dios? ¿Era un mensaje de mi difunta madre, que había fallecido tras haber luchado contra el cáncer de mama? Posiblemente. Aunque sé que en última instancia la información provenía de Dios, sentí que el mensaje venía de mí. Creía, y hoy todavía lo creo más, que sabemos exactamente cuáles son nuestros problemas de salud. Ojalá supiéramos cómo acceder a esta información. Al parecer, mi cerebro me entregó el mensaje de tal modo que sabía que no tendría otra opción que prestarle atención.

Durante los meses siguientes aprendí a escuchar mi intuición y a confiar en mis pensamientos. Tras ese sueño inicial, ocurrieron una serie de milagros.

De regreso a casa tras haberme hecho una ecografía en la Universidad de California en Los Ángeles (UCLA) para confirmar el hecho de que lo más probable era que fuese cáncer, trataba de asimilarlo todo. Empecé a llorar un poco, a rezar un poco más y a hablar mucho conmigo misma. «Bueno —me decía—, vamos a imaginar el mejor y el peor escenario posible. En el mejor de los casos estarás bien, y en el peor, morirás». En ese momento los coches de los cinco carriles de la autopista quedaron parados. Levanté la vista y miré el coche que teníamos delante y, con la mirada borrosa, advertí que la matrícula personalizada rezaba SURVIVR* (desde entonces he visto varias, pero hace once años no era habitual). *¡Qué sorpresa!* ¿Era una casualidad o un mensaje para mí? ¡Estaba segura de que era un mensaje!

Un tiempo después, durante todo un día que estuve en la UCLA –citándome con distintos médicos que estudiaban los resultados de las pruebas de patología de los pacientes nuevos, nos examinaban y finalmente nos presentaban un plan de tratamiento– me llevaron a una sala en la que entraron distintos médicos para detectar en qué zona se hallaba el tumor. Cuando se marcharon todos y empecé a vestirme, entró a toda prisa una doctora asiática, como la de mi sueño, diciendo que debía irse a quirófano, me palpó la mama y dijo: «Oh sí, está aquí mismo, el tumor está justo aquí». ¡Era la misma mano de mi sueño!

Mientras investigaba mi caso y leía los libros que parecía que caían de los estantes en las librerías, pude seguir mis instintos y hacer lo que creía que era mejor al margen de la presión que sentía que los médicos y también mis familiares y amigos ejercían sobre mí. Finalmente, elegí un tratamiento que combinaba tanto la medicina alopática como la alternativa.

En algún momento durante los once años siguientes leí el libro del doctor Siegel –*Amor, medicina milagrosa*–, que me corroboró que había elegido el plan de tratamiento adecuado. Basé mi elección en los resultados de la investigación y en una intuición poderosa, tras lo cual tuve una sensación maravillosa de haberme sacado un gran peso de encima. Fue entonces cuando supe que era la decisión correcta. Decidí no someterme a quimioterapia porque me estaba martirizando el hecho de tratar de convencerme de que debía hacerlo.

Actualmente gozo de buena salud. A resultas de mi vivencia, la vida ha dejado de ser un desafío. Sé qué decisiones son adecuadas para mí y no tengo ningún motivo para cuestionarme a mí misma. ¡Qué alivio!

---

*En inglés, *survivor* significa «superviviente». (*N. de la T.*)

Reflexión sobre los milagros

A los médicos no nos dicen que Carl Jung interpretaba un sueño y diagnosticaba un tumor cerebral. De ser así, quizás preguntaríamos a nuestros pacientes acerca de los sueños que tienen sobre su cuerpo y sobre los problemas médicos que les afectan.

Hace años, cuando detecté la presencia de sangre en mi orina, tuve un sueño que me trasmitió el mensaje de que no tenía cáncer. En ese sueño estaba sentado en nuestro grupo de apoyo para pacientes de cáncer y estábamos presentándonos. Cuando fue mi turno, antes de que pudiera decir nada todos los demás dijeron: «Pero tú no tienes cáncer».

También aprendí a escuchar a mis pacientes y a realizar una biopsia u otras pruebas adicionales cuando me decían, incluso aunque su mamografía fuese normal, que sabían intuitivamente o a raíz de un sueño que padecían algún problema de salud.

Me gusta que las personas se conviertan en participantes responsables y no en bondadosos pacientes sumisos y sufridores que hacen lo que les dice el médico y mueren según lo previsto. Con ello también me refiero al hecho de que cada uno debe tomar sus propias decisiones con respecto a su tratamiento en vez de limitarse a seguir las recomendaciones de los demás. La mente es un instrumento poderoso que comunica a nuestro cuerpo aquello en lo que creemos. De este modo, cuando alguien cree que lo están sometiendo a radioterapia, tanto su cuerpo como el tumor responden como si así fuera, y cuando una persona considera que la quimioterapia es un veneno del diablo y otra que es un obsequio de Dios, ¿quién crees que logra resultados positivos sin efectos secundarios?

Cargarse de poder significa hacer lo que es capaz de hacer Janet Colli. Pocas personas están dispuestas a cargarse de poder y a ser partícipes de su salud y su vida, puesto que si asumen la responsabilidad y no les sale bien experimentan culpa, vergüenza y remordimientos. Janet es capaz de quererse a sí misma y de considerar que la enfermedad no es una clase de castigo, sino un proceso de desarrollo que ha fallado en su cuerpo y su vida; es capaz de considerar que ha perdido la salud y por eso trata de encontrarla de nuevo. De este modo, el cáncer se convierte en un sendero divino que conduce a un nivel más profundo de amor. Así trasciende los temores y los síntomas de su infancia y logra curarse. Que alguien sea capaz de hacer eso es un milagro.

Barbara Semple comprendió que su plenitud y su verdadero ser no estaban relacionados con el hecho de que necesitara un andador. A pesar de que perdamos una parte del cuerpo o necesitemos ayuda para movernos, seguimos siendo seres completos. Ella comprendió que los cambios que le resultaban difíciles precipitaron otros cambios que fueron beneficiosos y que le enseñaron sobre la vida y su verdadero ser. El símbolo de la mariposa blanca acudió a ella en sueños y representaba una ayuda espiritual y un símbolo de trasformación.

Una palabra fundamental que utiliza Barbara es «ceder». Eso no significa rendirse, sino el fin de una lucha por arreglar algo, curarse y cambiar. Cuando uno cede, encuentra la paz y aprende de sus problemas. Nietzsche dijo: «Ama tu destino». En mi opinión, las palabras de Lao-Tsé, que tengo colgadas en la pared de la cocina, definen el concepto de ceder: «Goza de las cosas como son y conténtate con lo que tienes. Cuando te das cuenta de que nada falta, el mundo entero te pertenece». Estas palabras pueden traerte la paz y la sanación al margen de cuáles sean las experiencias de tu vida.

El mensaje de Susan Hoffman sobre el diagnóstico que le fue trasmitido en sueños rebosa tanto de sabiduría que podría escribir un libro basándome en su contenido. Ante todo, creo que el principal motivo por el que dormimos es para estar en contacto con esta sabiduría. El cuerpo no puede hablar, pero puede comunicarse a través de los sueños. Eso hacemos cuando dormimos, porque en ese momento la mente está quieta como un estanque sin movimiento. Cuando la turbulenta mente pensante está dormida, es posible ver la verdad en el reflejo del agua inmóvil.

Susan también conservó su poder y decidió hacer lo que sintió que era lo adecuado para ella. Con ello no trataba de no morir, sino de hacer lo que juzgaba correcto para ella. Sólo así podría vivir con aquello que le deparase el futuro. Es más, cambió su vida. Ahora su cuerpo recibe el mensaje de que ella ama su vida y su cuerpo y hace todo lo posible por ayudarla a sobrevivir y prosperar.

Trabajo mucho con los dibujos; suelo pedir a las personas que dibujen su tratamiento, enfermedad y otras cosas. La conducta de supervivencia está relacionada con el renacimiento de uno mismo y con la consideración de que la propia enfermedad no es un algo por lo que debamos sentirnos culpables ni tampoco un castigo de Dios, sino un obsequio, una llamada de aviso y un nuevo comienzo. Incluso digo a las personas que a fin de vivir su auténtico yo escojan un nuevo nombre y vivan nueva vida en lugar de perderla tratando de vivir aquello que les ha sido impuesto por medio de distintas figuras autoritarias. Cuando perdemos nuestro yo falso y dejamos que muera, salvamos nuestro yo auténtico y verdadero y permitimos que tanto él como nuestra vida vuelvan a nacer.

Como hizo Terri Elders, podemos ver a los mensajeros, o escucharlos como hago a menudo, y saber que Dios nos ama y nos envía ángeles de muchas formas para despertarnos y guiarnos por el sendero que estamos destinados a vivir. Pero tenemos que estar preparados y dispuestos para ver, escuchar y no cuestionar el mensaje, porque nuestra mente no dejará de pensar.

Cuando uno es feliz con su vida tal y como es
en el presente, el mundo entero le pertenece.

Capítulo Cuatro

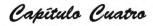

Curaciones milagrosas

Las situaciones imposibles pueden convertirse en milagros posibles.

ROBERT H. SCHULLER

Nuestro cuerpo nos quiere, pero necesita saber que amamos nuestra vida a fin de poder hacer todo lo posible por ayudarnos a sobrevivir. El amor activa un cambio en la energía corporal que afecta nuestra química interna y marca la diferencia. En muchos casos, esta clase de milagros son verdaderamente difíciles de lograr. Pero cuando uno está dispuesto a acometerlos y a hacer caso de su corazón, la magia puede ocurrir.

El miedo y el amor desempeñan un importante rol en nuestra vida. El miedo tiene la función de protegernos de los peligros, no de hacernos enfermar. Hace que podamos correr más rápido y escapar de un animal feroz, pero si vivimos con temor a todo y a todos, refuerza el estrés y afecta de forma negativa a nuestra capacidad de curarnos. El amor y la risa potencian la sanación, reducen el estrés y aumentan nuestra capacidad de curarnos. Por lo tanto, deja que tu corazón conforme tu mente.

Es importante seguir aquello en lo que uno confía y tomar decisiones que se basen en aquello en lo que uno tiene fe. Eso incluye a uno mismo, a su Dios, a su médico, su tratamiento, etc. No basta con seguir las recomendaciones de otros, porque con eso estamos renunciando a nuestro poder. Todo tratamiento tiene sus efectos secundarios, pero si elegimos un tratamiento basado en nuestra fe, minimizaremos los efectos secundarios y el tratamiento será más beneficioso. Las creencias de la mente tienen un efecto muy poderoso sobre el cuerpo.

A lo largo de mi vida y mi experiencia profesional he visto innumerables casos de «curaciones milagrosas». He aquí algunas de las historias que me han inspirado.

Mantener los tigres en sus jaulas

por Bob Ellal

En 1991 me diagnosticaron un linfoma en estadio IV y me dieron seis meses de vida. Tenía treinta y dos años. Mis hijos eran pequeños y mi exmujer y yo acabábamos de hacernos una casa junto al lago. Tenía toda la vida por delante. La muerte no estaba en mis planes.

Decidí que iba a vivir para ver cómo mis hijos se convertían en hombres, que derrotaría esta enfermedad, no sólo por mí, sino también por ellos. Así que investigué todo lo que pude sobre pacientes que habían sobrevivido a enfermedades terminales y en todos ellos encontré un rasgo común: la meditación y la visualización. Los supervivientes utilizaban el vínculo entre el cuerpo y la mente para reforzar su sistema inmunitario. Devoré los libros de Bernie Siegel, en los que destacaba la importancia vital de utilizar la mente para ayudar a sanar el cuerpo.

Durante los seis meses siguientes, paralelamente a la quimioterapia practicaba la meditación y la visualización entre cinco y seis veces al día. Y, contra todo pronóstico, medio año después me había curado del cáncer. O eso pensaba.

Un año después se reprodujo la enfermedad, y los médicos me aconsejaron un trasplante de células madre. Es un procedimiento peligroso que tiene una tasa de mortalidad elevada. Seguí meditando y eso me ayudó, puesto que salí de la sala de trasplantes en un tiempo récord y curado del cáncer.

Fin de la historia, ¿no?

Un año después el cáncer reapareció, y los oncólogos me aconsejaron otro trasplante de células madre. Someterme a otra operación así podía provocarme la muerte a causa de la quimioterapia. Los médicos me dieron un 20% de posibilidades de sobrevivir.

De modo que profundicé más en el vínculo entre el cuerpo y la mente. Aprendí los secretos del chi kung –una práctica china en la que se llevan a cabo ejercicios relacionados con la energía interior– con un maestro de kung fu. Concretamente, aprendí la meditación en posición erguida: a mantener una postura, a centrarme en la respiración abdominal profunda y a meditar durante una hora.

Dediqué cientos de horas al chi kung durante los meses previos a mi trasplante. Y mereció la pena. Una vez más, salí en un tiempo récord (algo que asombró a los médicos, pues debía estar enfermo y a punto de morir debido a mi anterior trasplante) y curado del cáncer.

Entonces cometí un grave error: dejé de practicar. Pensaba que estaba curado.

Mis oncólogos no sabían qué hacer porque me habían sometido a todas las clases de quimioterapia existentes para combatir el linfoma y me había curado de forma milagrosa en tres ocasiones. Desesperados, me dieron una dosis de la primera quimioterapia que me habían dado. Dos veces al día, practicaba distintas posturas de pie durante una hora.

En un mes el dolor había remitido y el cáncer también. Fue hace catorce años y desde entonces el cáncer no ha vuelto a reproducirse. Mi hijo Geoff tiene ahora veintidós años y hace poco que acaba de regresar de un período de servicio con las fuerzas de operaciones especiales en Oriente Medio. Gracias a Dios sigue estando todavía en una sola pieza. Mi hijo menor, Dylan, tiene veinte años y acaba de terminar varios semestres en el Institute of Art de Nueva Inglaterra. Mis hijos se han convertido en hombres. He cumplido mi promesa.

Cada día sigo practicando el chi kung para mantener los tigres en sus jaulas. Creo que, de algún modo, la práctica diaria ha ayudado a mi sistema inmunitario a detener el cáncer, o quizás a eliminarlo. También me ha ayudado en el plano mental y emocional… Nadie sale de una quimioterapia de elevada dosis y de dos trasplantes de médula ósea sin secuelas. La práctica meditativa diaria me ha ayudado a soportar el dolor de la psique así como también el terrible daño que el cáncer ha infligido a mi esqueleto.

«Mantener los tigres en sus jaulas» es mi propia metáfora. El chi kung y el kung fu están asociados con el «tigre» y muchas veces lo emplean como metáfora de la fortaleza y el poder (como las técnicas de la garra de tigre y la grulla y el tigre del kung fu). Durante mi recuperación utilicé algunos de estos estilos de chi kung y todavía hoy los sigo practicando. Puedo ver que las fuerzas que se activan en mi interior en el plano físico, mental y emocional son verdaderamente firmes, especialmente durante mi lucha de seis años.

En cuanto al hecho de haber perdido todo lo que se valora en la sociedad occidental –la carrera, el matrimonio, la riqueza, el hogar, etcétera– mi análisis final es que esta experiencia vital me ha ayudado a reconsiderar lo que realmente es importante.

Ser buena en ello

por Natalie Palmer

Mi *historia empieza con una cita* de Abraham Lincoln, con quien comparto la fecha de nacimiento: «Seas lo que seas, sé bueno en ello». Hace muchos años esta frase se convirtió en el objetivo de mi vida y sigue siendo así hasta el día de hoy.

Era una persona afectada de un cáncer con metástasis que había hecho la promesa de ser la mejor persona con cáncer que pudiera ser... Estaba resuelta a «ser buena en ello».

La historia de mi cáncer comenzó con un gran bulto en la mama derecha, que tras una mamografía y una ecografía me dijeron que no era «nada». Bien, este «nada» dolía una barbaridad y me despertaba por las noches. El dolor era reconfortante porque había leído en alguna parte que el cáncer de mama no dolía, de modo que no tenía nada de qué preocuparme, ¿no? ¡Error! Era cáncer.

Mi reacción, como la de la mayoría de personas, fue de incredulidad, tristeza, miedo, ira y una sensación suprema de traición; sentí una pena profunda. Me sentía triste por lo que en aquel momento juzgué que era mi muerte inminente, mi extinción en la flor de la vida. Estaba furiosa con Dios y con el mundo por semejante injusticia. ¿Acaso no había sido una buena persona? Estaba asustadísima y sentía que mi cuerpo me había traicionado.

Un millón de milagros mayores y menores ocurrieron antes y durante mi diagnóstico de cáncer. Las personas adecuadas aparecieron en mi vida en el momento oportuno una y otra vez. Al final se tomaron las decisiones correctas, incluso aunque al principio parecieran ser las opciones equivocadas. Por ejemplo, cuando visité a mi médico de cabecera para una revisión anual. No le gustó el bulto «que no era nada», así que acepté hacerme otra mamografía en un centro de radiología distinto. El radiólogo que interpretó esta segunda mamografía era excelente. En ésta los médicos descubrieron que había algo que debía seguir investigándose, y estaban en lo cierto.

El siguiente milagro ocurrió mientras me duchaba una semana después de mi diagnóstico. Estaba llorando de forma incontrolable, doblada y con dolor en todo el cuerpo, cuando de pronto me bañó una sensación increíble de paz, amor incondicional y tranquilidad, y una voz me dijo: «Vas a ponerte bien». Fue asombroso y, así sin más, el dolor desapareció. La sensación fue una de las vivencias más impresionantes de amor, aceptación y paz que jamás he experimentado.

Una semana después a las 4:30 de la madrugada, la misma voz, acompañada de una sensación similar de sumo amor y bienestar, dijo: «Acepta el cáncer como si fuera un regalo de Dios».

Así es como empezó mi viaje de regreso a mí misma, a mi salud y a mi bienestar… de un modo que jamás había imaginado. Desde ese momento en adelante me convertí en una persona «buena en ello» –buena en el cáncer, lo mejor que podía ser–. Cultivé una actitud de agradecimiento. Adopté un estilo de vida vegano y tomé suplementos. Meditaba a diario con Bernie Siegel y Marianne Williamson. Me centré en la esperanza y me permití sentir lo más profundo de mis emociones. Las expresé, perdoné a los demás y, lo más importante, me perdoné a mí misma. Amaba. Reía. Conectaba con la naturaleza. Mi vida se convirtió en una plegaria. Con un enfoque verdaderamente integrador con respecto al cáncer, me convertí en lo que llamamos una «superviviente», y los milagros continúan sucediendo.

Mis guías espirituales, voces, ángeles, Dios –sea cual sea el nombre con que uno decida llamarlos– siguen siendo una presencia grata en mi vida tanto en épocas de estrés como en épocas de alegría. El mayor milagro ha sido mi continua trasformación en una persona «buena»… *sin cáncer*. Así que recuerda: «Seas lo que seas, sé bueno en ello».

Una superviviente de cáncer

por MARILYN BECKER GILLIOM

En 1970 *me diagnosticaron cáncer* y el único tratamiento posible en aquella época era la cirugía. Tenía tres hijos pequeños y no quería abandonarlos. Rezaba para que Dios interviniera y asistía a seminarios terapéuticos.

En julio de 1981, mi marido rompió conmigo y se fue con una mujer mucho más joven. Presa del estrés, empecé un curso de enfermería. Al cabo de un año el cáncer reapareció. En esta ocasión los médicos me dieron el diagnóstico de cáncer terminal. Me sometí a cirugía y a radioterapia y seguí con mi vida como si fuera a sobrevivir. Me gradué, aprobé los exámenes y logré un puesto de enfermera psiquiátrica en un hospital en el que no conocía a nadie. Fue duro alejarme de mis amigos y mi familia. Durante esta época de cambios y tratamiento, rezaba mucho y practicaba la visualización guiada, e imaginaba comecocos que engullían toda célula cancerígena que encontraran por el camino.

Una noche en mi nueva casa, estaba a punto de dormirme cuando sentí una presencia en la habitación. Vi un espíritu con una túnica suelta y sandalias. De sus manos emanaba una luz blanca cegadora que me bañó de la cabeza a los pies. En ese instante supe que me había curado.

Para la sorpresa de mis médicos y gracias a Dios, sobreviví. Trabajé de enfermera en el campo que había escogido e incluso hice prácticas en toque terapéutico, una modalidad terapéutica contemporánea que se basa en antiguas prácticas y que desarrollaron Dora Kunz y Dolores Krieger. Tras haberse sometido a mi tratamiento, muchos de mis compañeros de trabajo y pacientes manifestaron una mejora de sus dolencias. Entonces supe que yo solamente era un conducto que empleaba el poder que me había sido dado.

La hora de Dios

por Teresa y Tony Marotta

Hace seis años mi marido se estaba muriendo; la única solución era un trasplante de hígado. Después de realizar todas las pruebas, finalmente logró estar en la lista de trasplantes y obtuvo autorización para un posible trasplante en caso de que hubiera un hígado para él.

Tony sólo tenía cincuenta años. Fue la peor época de mi vida mientras lo veía morir un poco cada día y no podía hacer nada por curarle. Sólo podía esperar a que permaneciera con vida el tiempo suficiente para someterse a un trasplante.

Un lunes me desperté y Tony me contó un extraño acontecimiento. Dios le había hablado.

—Dios me ha dicho que mañana viernes voy a conseguir un hígado.

He estado a punto de decirle a que mañana es martes, pero he pensado que no debía corregir a Dios.

Quería saber qué creía yo que significaba eso, a lo cual le dije:

—Creo que significa que vas a tener un trasplante de hígado… aunque podría ser mañana o el viernes. La medida del tiempo de Dios es distinta de la nuestra, pero creo que pronto vas a conseguirlo.

El martes llegó y pasó y no ocurrió nada. Llegó el viernes y tuvimos que ir a otro hospital para que le realizaran más pruebas. Parecíamos pistoleros en el O.K. Corral. Tenía el teléfono móvil conectado; Tony también tenía el suyo, además de su busca. Queríamos subir a la unidad de trasplantes y preguntar si nos buscaban porque Dios nos había comunicado que ocurriría el viernes. Pero no sucedió nada. Más tarde, Tony me dijo que creía que Dios se había olvidado.

Entonces, hacia las 15:30 del sábado, recibimos la llamada telefónica. Tenían un donante. A las 18:00 estábamos allí, a medianoche estaba en la mesa de operaciones y el 13 de julio ya le habían realizado el trasplante. Mientras estábamos en el hospital descubrimos que nuestro donante de dieciocho años había muerto en un accidente de automóvil el viernes y, por supuesto, el día después del viernes es el sábado, el día en que Tony consiguió el hígado. El milagro había concluido.

Tony no tuvo ninguna complicación y tampoco rechazó el hígado. En octubre retomó su jornada laboral a tiempo completo y actualmente goza de una salud maravillosa.

Entregarse a sobrevivir
por SUE MEMHARD

Había sobrevivido dos veces a un cáncer de mama. En las dos ocasiones, un médico más bien poco corriente llamado Bernie Siegel ocupó un papel destacado en mi vida. Escuché sus grabaciones antes, durante y después de las operaciones, y sus palabras me acompañaron a lo largo de la quimioterapia. Creía en los milagros, igual que yo. Debido a la gravedad de los efectos secundarios, tuve que terminar la quimioterapia antes de tiempo, rechacé la radioterapia y, con todo, he sobrevivido durante catorce años.

A fin de tratarme con la terapeuta que creía que podía salvar mi vida, mi marido y yo dejamos repentinamente nuestro viejo hogar y a nuestros amigos y familiares en Massachusetts a sabiendas de que no íbamos a regresar. Cuando llegué a Denver el pasado junio, me pregunté si llegaría a ver terminar el mes. Me concentré en la fe; fe en la energía y en el tratamiento espiritual para el cáncer que había elegido, fe en Dios y en la convicción de que simplemente ése no era para mí el momento de irme. Había recaído en un cáncer de mama agresivo, en estado avanzado y con metástasis. Y sentía que, de alguna manera, iba a superarlo.

«Nunca es demasiado tarde», me había dicho mi terapeuta. La creí. Y así empezó el viaje.

La quimioterapia a la que me había sometido los años anteriores había provocado su propio legado de problemas de salud, y había contraído una estricta intolerancia a ciertas sustancias químicas que la profesión médica apenas comprendía. En los últimos años evité en gran medida la medicina tradicional. En aquel momento, dada la imposibilidad de anestesiarme para una operación o de someterme a quimioterapia, no tenía otra elección que encontrar un método totalmente alternativo. Las sabias enseñanzas de Bernie prepararon el terreno y me dieron el coraje para seguir adelante.

Una terapeuta energética y espiritual de Denver fue la *practitioner* en la que confié…, una creadora de milagros.

Mi primer día de «tratamiento» me mandó dar *tres vueltas al edificio del capitolio estatal de Denver en el sentido de las agujas del reloj*. Por supuesto que parecía ridículo, además de que padecía un intenso dolor por el estado avanzado del cáncer. «Puedes hacerlo —nos dijo alegremente—. Ya lo entenderás más adelante».

Y eso hice. Cojeando, sudando y cogida al brazo de Jim, los dos nos alegramos cuando pronuncié un débil «puedo hacerlo». «Está bien —pensé—, ¿pero cómo va eso a salvarme?».

Entonces ocurrió el primer milagro: me concedieron tiempo para averiguarlo.

Cada día durante las siguientes semanas y meses, mi terapeuta proveía mi cuerpo de una poderosa energía sanadora. Juntas destapamos montones de traumas, creencias negativas y emociones.

Éstas eran algunas de mis creencias (inconscientes):

Es demasiado difícil.

No puedo hacerlo.

No merezco curarme.

Tal vez Dios no me quiere.

Todos mis estados emocionales predeterminados han evolucionado del miedo.

—Se trata de un gran proyecto —dijo mi terapeuta.

Cuando no estaba en la consulta, realizaba los cambios de dieta que me había recomendado, consumía cantidades incontables de germinados de trigo y essiac, tomaba un puñado de suplementos, hacía acupuntura china y, lo más importante, aprendía yoga kundalini. A medida que profundicé en la práctica del yoga se hizo realidad la promesa que me habían hecho: era el sustento del cuerpo y el alma, capaz de dar vida como el aire mismo.

Aun así, como si fuera una pesadilla recurrente, todavía podía oír el susurro de las palabras «no puedo».

También perduraba la pregunta sobre Dios. ¿Dónde estaba? ¿Por qué me había vuelto a ocurrir a mí esto? ¿Dios me quería? ¿O es que los demás eran más merecedores que yo? Tenía que hacer importantes cambios en mi modo de pensar. A pesar de haberme pasado toda una vida de búsqueda espiritual, a pesar de mi «creencia» en los milagros, la asombrosa verdad era que había perdido la fe desde mi niñez.

«Dios estaba allí –me recordaron–. Has sido tú la que te has ido.

Me di cuenta de que había empezado a entregarme a la asociación con Dios desde el momento en el que había aceptado dar tres vueltas al edificio del capitolio de Denver la primera vez que llegamos. Abordamos el miedo y las demás emociones negativas asociadas. ¿Cómo puede el miedo coexistir con Dios en el interior? Empecé a ser consciente de su persuasión en mi vida. ¿Había otra manera de estar en el mundo? Aunque la defensa y la vigilancia eran maneras de relacionarse con la vida que me habían resultado eficaces para sobrevivir a la infancia, ahora carecían de sentido. En realidad, *alimentaban el cáncer*. Cuando fui capaz de desplazarme hacia lugares interiores más felices –el amor, el entusiasmo, la compasión, la imparcialidad, la paz, la tolerancia, la paciencia, la rendición– en lugar de centrarme en los síntomas de mi cuerpo, tanto mi vida como mi cuerpo manifestaron una mejora.

«Céntrate siempre en la luz y te curarás. El cuerpo irá donde vaya la mente».

A medida que me abría paso a través de las capas mentales, emocionales y espirituales, mi maltrecho corazón empezó a abrirse. Sentí que la luz respiraba en mi interior y que el dolor remitía. La tensión que el cáncer ejercía en mi pecho se liberó.

Mostré mi agradecimiento a cada una de mis células. Agradecimiento por los milagros. Agradecimiento por mis sorprendentes y cariñosos marido e hija, y por su apoyo incondicional al tratamiento de curación no convencional que había elegido. Agradecimiento por esta vida tan preciada.

Sin embargo, el miedo todavía acechaba y la ira era más profunda de lo que creía. Tuve que reclamar mi poder innato y liberarme de un patrón victimista inconsciente. Al final, comprendí en lo más profundo que el maltrato y la negligencia durante la infancia exigen perdón, aceptación y superación. Sólo así conseguimos que nada –ni siquiera el cáncer– pueda ejercer ningún poder sobre nosotros.

En repetidas ocasiones recurría a la entrega. Al contrario que rendirse, entregarse a la luz y la gracia de Dios es fundamental para la sanación del alma. Nuestro ego y nuestra preciada voluntad debe inclinarse hacia el infinito. Parece tan simple y obvio, y sin embargo tan difícil de alcanzar.

Entonces, un día, deja de serlo.

Mi voluntad es tu voluntad.

La liberación de mi cuerpo es real. Las células cancerosas están muriendo.

Alrededor de un año después de haber aterrizado en Denver, estoy mirando por la ventana de nuestra pequeña casa de alquiler y dejándome maravillar por el majestuoso paisaje mientras reflexiono sobre todo lo que ha ocurrido.

He aprendido que el cáncer es un fantasma del pasado. Como todas las enfermedades, empieza en la mente, en las emociones y en el espíritu y se manifiesta en el cuerpo después, con frecuencia muchos años después. Sí, podemos tratarlo con cirugía, medicamentos y otras intervenciones a fin de prolongar nuestra vida, pero el alma anhela algo más.

Para las mujeres, el creciente sufrimiento de la madre Tierra es una herida profunda en nuestra divina naturaleza femenina, al margen de si somos conscientes de ello o no. Nuestros senos, que simbolizan la maternidad y el confort, están sufriendo. Ahora comprendo que permitir que mi propio dolor o el dolor del mundo accedan a mi cuerpo no hace ningún favor a nadie.

Hay muchos obsequios. La sorprendente labor que he realizado con el alma ha fortalecido mi fe en los milagros y ha permitido una curación profunda de las células. Físicamente estoy más fuerte y sana de lo que he estado en mucho tiempo, y soy más consciente, afectuosa, tolerante, pacífica… y feliz. Otro milagro que ha ocurrido es que mi sensibilidad a ciertas sustancias químicas es prácticamente inexistente.

Por primera vez en la vida me siento completa. He necesitado tres intentos para llegar hasta aquí y soy una aprendiz lenta, pero me estoy curando. Y me curaré por completo si así es como debe ser.

Lo cierto es que mi historia puede ser la de cualquiera. Cuando el alma está resuelta a curarse, el cuerpo puede hacer lo mismo; así pueden suceder los milagros. Tal y como me enseñó Bernie, nuestra verdadera naturaleza es la plenitud, el amor y la felicidad, y está al alcance de todos.

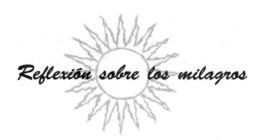

Reflexión sobre los milagros

Los supervivientes tienen ciertos rasgos de personalidad, entre los cuales se incluye el sentido del humor. Sé, y así lo manifiestan los estudios, que los pacientes de cáncer que ríen viven más tiempo. Basta con que te rías para que adviertas el efecto que la risa ejerce sobre el cuerpo.

El deseo de Bob Ellal de sobrevivir contribuyó a su extraordinaria recuperación, que o bien fue milagrosa, o bien fue inducida por él mismo. Sin embargo, lo que lo hizo posible no sólo fue el deseo de ver a sus hijos crecer, sino también el empeño que puso en ello. No se convirtió en un buen paciente, sino en un paciente responsable. Practicaba con sus entrenadores y aprendía de ellos a invertir tiempo, esfuerzo y energía, y logró un gran resultado. Cambió su vida y su cuerpo captó el mensaje.

Natalie Palmer es una superviviente y un buen ejemplo del que podemos aprender, tanto si tenemos problemas como si padecemos una grave enfermedad. Además de que Natalie tenía un gran sentido del humor, también estaba furiosa con Dios. Sé de casos de personas que no empezaron a recuperarse hasta que se enfadaron con Dios y le dijeron que estaba allí para curarlas o dejarlas morir. Una dosis adecuada de ira puede movilizar nuestra pasión y energía y ayudar a que ocurra el milagro de la curación.

El universo está colmado de energía y creo, igual que Marilyn Gilliom, que todos somos conductos de esta energía. Cuando el mundo de la ciencia y la investigación esté dispuesto a abrir la mente y explorar y estudiar estos métodos de curación, sin duda se harán más estudios acerca de cómo la energía puede curar.

Todos somos capaces de experimentar lo que vivió Marilyn y de dejar que esta energía nos impregne, pero para ello debemos estar en un lugar de paz y fe, de modo que nuestras incredulidades y conflictos internos no dificulten lo que podemos conseguir. Los milagros forman parte de la naturaleza de la vida. La magia se manifiesta cuando vivimos de nuestro corazón y no de nuestra cabeza, y está ausente en el mundo estresante que hemos creado por medio de nuestros pensamientos y creencias.

Cuando abandonamos nuestro cuerpo el tiempo deja de existir. La energía no experimenta el tiempo, a diferencia de la materia. De modo que Dios debió de confundir a Tony Marotta cuando le dijo que el viernes conseguiría el hígado, puesto que Dios sólo está en el «ahora», no en el hoy ni el mañana. Por eso debemos vivir el ahora, pues el ayer ya pasó, el mañana no está al alcance de nuestra vista y los milagros ocurren en el ahora cuando Dios está con nosotros.

Una vez más, tenemos un tesoro oculto de sabiduría que Sue Memhard aprendió y compartió a raíz de su vivencia. Sue habla de curación energética. Yo me he curado con el contacto de las manos; sé de terapeutas que han curado a personas y animales de cáncer por medio del uso de la energía sanadora. La sanación energética es la medicina del futuro.

Los supervivientes luchan por su vida auténtica y no por los roles que desempeñan en ella. He conocido a mujeres que querían vivir porque eran «madres» y murieron cuando sus hijos se marcharon de casa. No debemos vivir un rol. Si nos presentamos a Dios diciéndole: «Soy una madre soltera», Dios nos dirá: «Regresa cuando sepas quién eres». Necesitamos saber que somos seres humanos auténticos compuestos del material divino e hijos de Dios.

Cuando alcancemos ese estado, la voz nos hablará y guiará. Cuando he oído voces en mi interior, he seguido su consejo y las indicaciones que me han dado. El resultado ha sido muy gratificante y sanador. Todos podemos escuchar la voz si silenciamos nuestra mente y escuchamos o realizamos ejercicios repetitivos, meditaciones o yoga a fin de estar más receptivos.

Creo que Dios se comunica con nosotros. Mi concepto de Dios es el de una energía inteligente, consciente y afectuosa. ¿Por qué estos calificativos? Porque la creación, como dicen los astrónomos y los físicos cuánticos, no podría haber sido accidental. Si desplazáramos el planeta unos pocos kilómetros no podríamos sobrevivir debido a los cambios de temperatura.

Los milagros son nuestro potencial, y espero que la gente abra la mente y exploremos la realidad de estos sucesos para que puedan formar parte de nuestra vida, tal y como debería ser con todos los milagros. Acuérdate de creer en tu potencial y tu experiencia, y no cierres la mente ante aquello que no puedes explicar.

*Conviértete en alguien bueno: en una creación
divina y auténtica que tú mismo has diseñado y creado
y no en un rol impuesto por los demás.*

Capítulo Cinco

Reorientaciones

A veces esperamos que nos ocurran cosas estruendosas a fin de que nuestra vida cambie o vaya hacia otra dirección. Buscamos el milagro. Buscamos que los mares se partan, que las montañas se muevan. Pero no; es algo sutil. Por lo menos para mí lo fue.

BEN VEREEN

Cuando el peor suceso se convierte en el *mejor,* es lo que denomino un pinchazo espiritual. Una persona que pincha una rueda y que se pone nerviosa por llegar tarde, pero luego descubre que el haber llegado tarde al aeropuerto y haber perdido un avión que acaba estrellándose le ha salvado la vida, termina dándole las gracias al pinchazo. Yo siempre considero que los problemas son un obsequio, una llamada de aviso o un nuevo comienzo.

Mi madre solía volverme loco siempre que tenía un problema y me decía: «Es el destino. Dios está reorientando tu vida. Algo positivo surgirá de ello». Lo que trataba de enseñarme era que puesto que no sabía el futuro, debía mantener la mente abierta y ver lo que Dios tenía preparado para mí.

Debemos ser capaces de amarnos y aceptarnos y también de aceptar las dificultades de la vida en lugar de pensar que Dios nos está castigando. Dios no es el problema, sino que es una fuente y un creador bondadoso.

Un amigo iba a suicidarse arrojándose a la vía del tren, pero el tren se retrasó. Ese suceso le salvó la vida y le ayudó a reorientarla y encontrar el amor. ¿Quién iba a saberlo?

Nunca estamos solos. Sé que tenemos una consciencia colectiva y guías espirituales comunes que están siempre con nosotros. El problema es que nuestra mente rara vez está suficientemente calmada como para darse cuenta de su presencia. Si estamos intranquilos, el estanque, que refleja nuestra vida y nuestra esencia, nunca está lo suficientemente quieto como para dejarnos establecer contacto con esta sabiduría y este significado. Debemos prestar atención a los rodeos; puede que sean milagros de la creación.

En este capítulo puedes encontrar cinco de mis historias favoritas acerca de procesos de reorientación. Dede Norungolo comparte cómo un trágico accidente de automóvil que le cambió la vida se convirtió en la mayor bendición de su vida; Cynthia Husted explica cómo la picadura de una viuda negra la llevó a convertirse en la artista de la moda que es hoy; Cathy Scibelli decidió no escuchar la sentencia de muerte de su médico y hacer caso de su corazón, su mente y su cuerpo en lugar de activar su patrón de supervivencia; Marie DeHaan explica cómo defendió el tratamiento que había decidido seguir a pesar de la presión de una enfermera con carácter; y Michelle Civalier comparte cómo cambiaron los objetivos de una amiga suya cuando una enfermedad debilitante le impidió alcanzar sus sueños.

Lo mejor y lo peor
que no puedo recordar, pero que no olvidaré

por DEDE NORUNGOLO

El 10 de junio de 1999 tomé una decisión que primero sería incapaz de recordar y que luego no olvidaría nunca. Fue ese mismo día, el primer aniversario de la muerte del padre de una amiga, el día que salí en mi fiel todoterreno de tracción en las cuatro ruedas hacia su residencia cerca de Buladean, en Carolina del Norte. Circulé por una autopista de dos carriles hasta llegar a casa de mi amiga. A pesar de que llegué sin previo aviso, me aseguró que era bienvenida.

Pasadas unas horas le dije adiós con la mano y eso es todo lo que puedo recordar. Según la versión de mi amiga y la de un voluntario del equipo de rescate, esa tarde de verano volvía de casa de mi amiga por la autopista 226 en mitad de una tormenta cuando mi vehículo patinó, chocó contra un terraplén y fue a parar a un arroyo cerca de una casa de labranza. Más adelante pude leer el informe de la policía y ver la anotación del agente según la cual «conducía demasiado rápido dadas las condiciones meteorológicas». Ese día sufrí un ligero traumatismo craneoencefálico.

El milagro empezó en el momento en el que alguien oyó un ruido de metal sobre piedra y llamó a emergencias. Luego, los miembros del equipo de rescate de Fork Mountain se reunieron y, años más tarde, quedé con uno de ellos para darle las gracias y supe que el día del accidente había sido la primera vez que utilizaba las herramientas hidráulicas de rescate.

Al parecer, el equipo de rescate justo acababa de realizar un acto para recaudar fondos antes del accidente en junio de 1999, a fin de comprar el material con el que el voluntario tuvo que sacarme del vehículo. Y el voluntario no sólo era miembro del equipo de rescate, sino que además era el fontanero de mi amiga, la amiga a la que había ido a ver ese fatídico día.

Con la ayuda de Jack Goodwin y los demás voluntarios, me llevaron a la primera planta de la unidad de traumatología, donde los miembros del equipo de rescate se reunirían más tarde con mi amiga y mis familiares.

Hoy me siento agradecida; sí, agradecida de que lo mejor y lo peor que me ha pasado me haya impulsado a trabajar de consejera certificada de rehabilitación y de poder trabajar con otros supervivientes de traumatismos craneoencefálicos e individuos con discapacidades.

He comparado esta experiencia con un guiño de Dios o, sin duda, con un golpe de suerte que me ha puesto en la dirección adecuada. Puedo rastrear mi trayecto desde el día del accidente hasta hoy conectando a las personas que me han alentado, reorientado y querido cada día.

He conectado con guías espirituales, un chamán se ha acercado con un mensaje para mí y me he dado cuenta de que nunca estamos solos. En cuanto cede el miedo, no hay nada más que amor y curación. Este milagro –mi milagro– ahora está viviendo una vida dedicada al servicio y la defensa de los demás.

Una tradición interrumpida

por MICHELLE CIVALIER

Mi amiga Melissa hace dieciséis años que no se acuerda de mi cumpleaños. A pesar de que el tiempo ha puesto cierta distancia entre nosotras, su lapsus anual de memoria es una tradición que me recuerda que debo mantener el contacto con mis viejos amigos. Mi cumpleaños pasaba inadvertido como el vuelo de una mosca; entonces le mandaba un correo electrónico para fastidiarla y ella me contestaba con falsas declaraciones de arrepentimiento y excusas, así como con las novedades de su vida. De modo que cuando se olvidó de mi vigésimo noveno cumpleaños, le envié alegremente mi típico mensaje doloroso, ansiosa de oír cómo la estaba tratando la vida.

Me sorprendió que no me contestara. Aunque esperaba que olvidara mi cumpleaños, no esperaba que no lo reconociera después de mi mensaje. Cuatro meses más tarde recibí sus disculpas en un breve correo electrónico mal escrito que me hizo sentir mal instantáneamente.

Melissa me explicaba que se había olvidado de mi cumpleaños porque había estado en el hospital. Lo sentía mucho pero estaba tratando de recuperar el movimiento de dos dedos, y escribir a máquina era agotador. En lugar de su firma escribió las letras «SGB SGB SGB», como si fuese un grito desesperado y silencioso.

El síndrome de Guillain-Barré o SGB es un trastorno autoinmune minoritario y poco conocido en el que el cuerpo se ataca a sí mismo, en concreto el sistema nervioso periférico. Los médicos trataron de frenar su creciente parálisis con dosis de anticuerpos por vía intravenosa, un tratamiento estándar que ralentiza la evolución del síndrome y minimiza la gravedad de los síntomas. Por desgracia para Melissa, el tratamiento tuvo el efecto contrario. Con el tiempo, había podido acomodar sus pensamientos y había dejado de sentir pánico para aceptar con calma aquello que no podía controlar: la fragilidad de la vida.

Sin embargo, la muerte todavía no era su destino. Recuperó gradualmente la capacidad de dar golpecitos con los dedos, de girar ligeramente la muñeca hacia un lado y de flexionar los pies. Cada día traía un nuevo hito que sus seres queridos celebraban con alegría y muestras de ánimo. El pronóstico sobre su recuperación ya no era «improbable», sino que había pasado a ser «casi seguro».

La relación con su prometido oscilaba entre ser una fuente de estabilidad y su mayor preocupación. Después de todo, él se había visto obligado a asumir la responsabilidad no sólo de encargarse de las tareas del hogar, sino también de atender a las distintas discapacidades de Melissa, que iban desde cocinar para ella hasta llevarla en la silla de ruedas, compaginándolo con un trabajo a jornada completa. Al final, la única exasperación que pronunció fue en respuesta a los sentimientos de culpa de Melissa: «¡Melissa! ¡El amor no es una carga!». Su total aceptación respecto al nuevo cuerpo de Melissa hizo que ella estuviera resuelta a curarse, tanto por él como por ella.

A pesar de que físicamente estaba dando pasos increíbles, Melissa tenía dificultades para reconciliarse con el rumbo inesperado que había tomado su vida.

—¿Y si nunca logro cumplir mis objetivos? —le decía entre sollozos a su madre, una persona sumamente perfeccionista que había sacrificado su propia vida para asegurar que su hija fuera mejor que la mejor.

—No pasa nada. —A la madre de Melissa parecía no preocuparle—. Fíjate nuevos objetivos.

Y eso hizo. Tras seis meses agotadores de terapia física, Melissa caminaba hacia el altar. Poco después, retomó su trabajo de asesora de jóvenes problemáticos. Consiguió la ayuda de un profesional para que la ayudara con el estrés postraumático que no desaparecía, pero por lo demás, se ha liberado de la paralización que el síndrome había provocado tanto en su cuerpo como en su mente.

Actualmente Melissa tiene una vida normal y no necesita medicación. No estoy segura de si su recuperación se debe a la fortaleza de su mente, de su cuerpo o a la fortaleza de otra cosa. En cualquier caso, perdió al azar e inmediatamente venció los obstáculos y vivió para contar una historia milagrosa.

Por supuesto, aunque su recuperación es impresionante, el verdadero milagro es que el día de mi trigésimo aniversario recibí una postal electrónica desde el correo del trabajo de Melissa, que había escrito a la perfección con todos los dedos de la mano.

La viuda negra
por Cynthia Husted

Descubrí el milagro de la trasformación a raíz de una araña viuda negra. Una tarde, estaba trabajando en el jardín cuando me picó una viuda negra. El veneno me causó una extraña respuesta autoinmune y estuve a punto de morir, me pasé seis meses en cama con una parálisis espástica y perdí la memoria a corto y largo plazo. Hasta el día de hoy, tengo una parálisis parcial y una leve neuropatía fibrilar que me afecta todo el cuerpo.

Durante mi hospitalización, me descubrí entrelazando de forma deliberada los dedos de las dos manos. No podía dejar de hacerlo. Sentía curiosidad y no sabía lo que hacía. No fue hasta pasados unos años, cuando empecé a hacer punto porque no podía mover los dedos, que me di cuenta de que había estado realizando los movimientos para hacer punto durante mi estancia en el hospital. Fue como si mi yo superior me estuviera diciendo que ésa sería mi terapia. Tuve que aprender a volver a utilizar el cerebro y el cuerpo, y hacer punto fue una manera de conseguir mover los dedos y de recuperar las funciones cognitivas.

Después de haber tejido treinta bufandas sencillas, dejé la costura a un lado porque me costaba aprender algo nuevo y no quería admitirlo. Seguía exigiéndome, resuelta a retomar mi antiguo mundo de la lógica y el intelecto y mi vida de científica. Unos años más tarde, como seguía teniendo ciertas dificultades con algunas funciones cognitivas, una terapeuta ocupacional me animó a aprender algo nuevo, de modo que me apunté a clases de costura y no he dejado de hacerlo desde entonces.

A pesar de que todavía estoy recuperándome, los patrones surgen de un profundo lugar de resonancia. Las exquisitas fibras de mohair, cachemira, seda y alpaca me ayudan a estimular las fibras C, los pequeños nervios sensoriales que quedaron dañados por todo mi cuerpo. La araña medicinal se infunde en mis diseños y me ayuda a recuperarme. Doy las gracias a la araña con esta trayectoria creativa.

Su santidad el Dalái Lama dijo que un milagro era la ocurrencia de lo inesperado, algo que no podíamos comprender. En mi caso, lo inesperado fue el poder curativo del arte. Trataba deliberadamente de hacer todo lo correcto en el plano intelectual a fin de equilibrar mi ser físico, emocional y espiritual, pero al final fue la expresión creativa lo que permitió mi curación y trasformación. Cada puntada contiene una oración o un mantra, y te mando a ti estas bendiciones.

Dios te está reorientando

por Cathy Scibelli

En mitad de una biopsia de mi pecho derecho, el médico me dijo con desdén:

—No voy a darte esperanzas. Es un tumor. Y también tienes una «masa» bajo el brazo. Es lo que pasa cuando no te haces una mamografía anual.

Me propuso que no compartiera estas noticias con mi familia hasta que pudiera «decírselo con mucho tacto». Luego salió al pasillo para llamar a un amigo oncólogo y le dijo, con un tono lo bastante alto como para que pudiera oírlo: «Voy a enviarte un paciente de cáncer en estadio IV».

El 27 de mayo del 2010 mi oncóloga me dijo:

—Tu recuperación ha sido tal que te tengo como ejemplo con mis otros pacientes. Les explico cómo asumiste una situación terrible y la convertiste en algo positivo, cumpliste tus objetivos y gozas verdaderamente de la vida en lugar de dejar que el miedo te domine. Podrías ser la imagen del póster de nuestro centro. Ve a casa, disfruta del verano y te veo en tu próxima revisión en septiembre.

¿Qué ocurrió durante los dieciocho meses que trascurrieron entre las visitas de estos dos médicos?

Cuando llegué a casa tras la visita con el primer médico, me sentía aterrorizada y sentenciada. Busqué en internet algún hilo de esperanza al que poder aferrarme y encontré a Bernie Siegel. Compré su libro titulado *Amor, medicina milagrosa* y algunos de sus discos compactos. Decía que no tenía que rendirme y que algo bueno saldría de todo esto porque Dios me estaba reorientando.

Decidí seguir su consejo y «pasar» del médico que había sido tan frío conmigo. Recurrí a mi familia y amigos para que me brindaran su apoyo y pregunté a todos mis conocidos si podían recomendarme algún cirujano de mama. Cuando tres personas que no se conocían entre sí me dieron el mismo nombre –la doctora K– llamé a ese número. La doctora K resultó que no sólo era una experta cirujana, sino también una persona maravillosa. Me remitió a una oncóloga que me tranquilizó desde el primer momento. Las dos me abrazaban, nunca me mencionaban los estadios del cáncer y, cuando hacían mención de las estadísticas, era para remarcarme que las personas podían sobrevivir al cáncer. Me sometí a un conjunto de pruebas y resultó que el cáncer no se había extendido más allá del pecho y los nódulos linfáticos.

Durante varios meses me sometí a quimioterapia prácticamente sin efectos secundarios, algo que sorprendió a mi oncóloga. Le hablé del doctor Siegel y le expliqué que imaginaba que los medicamentos de la quimioterapia eran una medicación poderosa que iba a curarme. Creo que pensó que estaba un poco loca, pero me respondió:

—Bueno, al margen de lo que estés haciendo, sigue así porque está funcionando.

El tumor se redujo enormemente y mi sistema inmunitario siguió estando fuerte.

Después de leer el consejo del doctor Siegel relativo al hecho de formar una alianza con el propio médico y de convertirse en un individuo para él, empecé a ver a los médicos de forma distinta. Mi cirujana guarda en mi archivo las tarjetas que le envío y nos reímos de ellas cuando nos vemos. Cuando me encuentro con mi radiólogo en Whole Foods, nos abrazamos y hablamos como viejos amigos. Con mi oncóloga comparto mis triunfos personales e historias familiares. Nunca habría imaginado que los médicos serían algunos de mis mejores amigos, verdaderos compañeros a lo largo de un proceso de curación.

Siempre había querido ser escritora pero nunca había reunido el valor para intentarlo de verdad. Cuando leí las historias de los libros del doctor Siegel sobre personas que habían cambiado completamente su trayectoria profesional tras haber padecido cáncer, empecé a escribir. Siento como si finalmente estuviera haciendo algo que amo y que me da la oportunidad de ser un modelo de «amor, alegría, esperanza y optimismo» para los demás.

Pero el cambio del que más disfruto es que he aprendido a decir que no y he dejado de ser «la buena chica». ¡Eso sí que es un milagro!

Cuando miro atrás a ese primer diagnóstico de hace dieciocho meses, siento de verdad como si hubiera experimentado un milagro en la vida, no sólo por haber sobrevivido al cáncer, sino por haber aprendido a vivir una nueva vida que es sumamente rica y gratificante. Creo que el doctor Siegel es un verdadero ángel que vive entre nosotros.

Dejadme ser excepcional

por Marie DeHaan

Me sentía tranquila en la sala de quimioterapia... hasta que apareció la enfermera de ensayos clínicos.

—Bueno, Marie, ¿cómo va la radioterapia?

Instantáneamente sentí que se me erizaban los pelos de la nuca. Esta enfermera sabía que no estaba haciendo radioterapia, y me molestaba que fingiera entablar una conversación agradable conmigo. Estábamos hablando sobre asuntos relacionados con la vida y la muerte –literalmente– y estaba harta de reflexionar acerca de esta decisión.

—Oh, he decidido no hacer radioterapia, Sharon –le respondí, con tanta dulzura como un pastel (donde las dan las toman).

—¿Qué? La radioterapia es el tratamiento estándar. Te quitaremos del ensayo clínico por incumplir.

—Sharon –proseguí, con tranquilidad y dulzura–, las dos sabemos que esta prueba evalúa la diferencia entre pacientes a los que se les administra lapatinib y trastuzumab y pacientes a los que se les administra uno u otro medicamento.

¿Acaso creía que podía retirarme alguno de los dos medicamentos? Tal vez tenga un cáncer de mama en estadio III y en fase avanzada, pero no soy estúpida.

—Es el tratamiento estándar –repitió.

¿Por qué no me llamaba idiota a la cara delante de las demás enfermeras y pacientes enfermos?

—Oh, Sharon, ¿sabes qué? He recibido mi nueva prótesis de Nordstrom. –Cambié de postura–. Sí. He pasado de una talla DD a una G. ¿Puedes creerlo?

Me miró fijamente. La había cogido desprevenida. Creo que quería que me fundiera bajo su mirada, pero yo no estaba dispuesta a ceder.

—Marie –empezó otra vez, alzando el tono de voz con cada frase–, tenías que haber empezado a hacer radioterapia hace varias semanas. Probablemente ahora ya sea demasiado tarde.

Sentí un atisbo de incertidumbre. ¿Y si tenía razón? ¿Y si mi decisión había sido un error y terminaba en un ataúd con mis familiares y amigos alrededor lamentándose y pensando: «Ojalá hubiera hecho radioterapia…»?

No es como si estuviéramos escogiendo zapatos. Ni siquiera un pecho de tamaño distinto para sustituir el que acababan de extirparme.

Mi antiguo yo se habría resignado y habría cedido como una oveja frente al carnicero cuando el médico me informó que necesitaba radioterapia. Cuando menos, habría empezado a llorar como un bebé cuando Sharon se enfadó conmigo por no haberme puesto las pilas y haber acudido al centro de radioterapia más cercano.

De algún modo, el cáncer me estaba dando una asertividad que jamás habría creído posible.

—Sharon, el cirujano ha dicho que hacer radioterapia sólo hará que tenga un 3 % más de posibilidades de sobrevivir. Esa cifra no es lo bastante alta para mí.

—¿Qué sabrá él?

Sí, esta enfermera estaba empezando a fastidiarme de verdad.

—Oh, sólo lleva treinta y dos años ejerciendo de médico especializado en cáncer de mama, y no me ha hecho la vida imposible como tú.

Por supuesto, a ella no le dije eso, sino:

—¿Te he hablado de la simpática mujer de Nordstrom? Se llama Alyssa y fue muy amable conmigo –querría haber añadido: «Quizás podrías aprender un poco de ella».

Su rostro enrojeció de ira.

—Es el tratamiento estándar.

Para entonces, quería levantarme de la silla y gritar: «¡Soy una paciente excepcional! ¡Bernie Siegel estaría orgulloso de mí y aplaudiría mi admirable valentía! ¡Tengo mi propio cerebro y no tengo por qué hacer lo que tú dices!

El único problema era que estaba atada a mi bolsa de trastuzumab IV y no podía moverme. Además, había personas enfermas a nuestro alrededor, y me negaba a rebajarme a su mismo nivel.

—Sharon —le dije, con firmeza—, si he tomado la decisión equivocada, seré *yo* la única que pagaré con mi vida por ello. A ti no te afectará de ningún modo.

Eso fue hace más de tres meses.

Cuando regresé a casa tras esa cita, contacté con un supervisor de Sharon y, de forma tranquila, calmada y razonada, me retiré del ensayo clínico. Iba a protegerme a cualquier precio.

Mi última prueba de seguimiento mostró que me he curado del cáncer. Es más, aprendí a defenderme a mí y a mi prótesis de talla G que tanto me ha costado conseguir. Las dos tenemos cosas excepcionales por hacer.

Reflexión sobre los milagros

Cuando doy una conferencia, sostengo una hoja de papel con un punto negro y pregunto: «¿Qué tengo en la mano?». Aquellos que sólo ven el lado negativo de la vida responden: «Un punto negro». Entonces les digo que tengo una hoja de papel en blanco con un punto negro y que representa la vida de cada uno.

Todos estamos heridos, pero algunos de nosotros, como Dede Norungolo, convierten la oscuridad en luz y el carbón en diamante. Dede tenía un pinchazo espiritual que la condujo a un lugar de profunda gratitud. La formación de los que rescataron a Dede y el hecho de que dispusieran del material necesario revela que no existen las casualidades.

Michelle Civalier escribe sobre su amiga Melissa, cuyo prometido dijo unas palabras que me tocaron la fibra: «El amor no es una carga». Es un hombre especial. Su carácter especial me emociona más cuando pienso en lo poco habitual que es que los hombres se presenten a las reuniones de los grupos de apoyo o que acompañen a sus seres queridos al médico. Melissa tiene su milagro justo a su lado.

Los objetivos tampoco son lo más importante; la madre de Melissa tiene razón. Cuando la vida cierra una puerta, si seguimos por el pasillo se abrirá otra más adelante; tan sólo debemos cambiar nuestros objetivos. Fíjate en lo que Helen Keller ha enseñado al mundo a pesar de sus desgracias. Tu objetivo puede ser tener fuerza en los momentos difíciles y volar a pesar de tener un ala rota. Tal y como escribió Thornton Wilder: «En el ejército del amor sólo pueden servir los soldados heridos».

Mi mujer ha vivido muchas décadas con esclerosis múltiple y la enfermedad se ha hecho sentir. Ahora soy el cuidador, y durante uno de mis momentos de frustración, me dijo lo mismo: «Te quiero. Tú me quieres. Todo está bien». Sí, todavía está enseñándome a dejar de ser médico para, en vez de eso, ser su amante compasivo. Entonces los dos nos sentimos muy bien.

Soy artista, pinto retratos y comprendí el efecto que puede tener el arte sanador cuando me hice daño en la espalda y no podía levantarme a menos que estuviera pintando u operando a alguien. Entonces podía pasarme horas de pie, pero cuando terminaba tenía que tumbarme puesto que volvía a estar en mi cuerpo y había dejado de crear.

Cuando uno crea, como hacía Cynthia Husted con la costura, entra en un estado de trance en el que se libera de las dolencias del cuerpo y pierde la conciencia del tiempo. Otro hecho que demuestra Cynthia es que la sanación y la curación son dos cosas distintas. Sé de personas que no se pueden curar pero que están realmente sanas y que son maestras para todos nosotros, y sé de otras personas que están curadas pero que siguen estando amargadas y resentidas y distan mucho de tener una vida o un cuerpo sano.

Todos nosotros albergamos un artista en nuestro interior que, cuando está vivo, nos convierte en seres humanos creativos e inspiradores. Recomiendo el libro de Robert Henri y Margery Ryerson titulado *The Art Spirit*. Henri era un artista famoso que en sus clases combinaba vida y creatividad. Les decía a sus alumnos que escucharan en lugar de tomar apuntes. Margery, que hace unos años trabó amistad conmigo, había tomado apuntes en sus clases y cuando estuvo enferma durante varias semanas los dispuso en formato de libro. A Henri le gustó y escribieron el libro conjuntamente. A mí me encantó y tengo un dibujo de Margery en casa. Cuando uno es un artista, el mundo también se torna más interesante y hermoso.

Me gusta esa oncóloga de Cathy Scibelli que la veía como un ejemplo de paciente excepcional. Eso significa que, a raíz del comportamiento de Cathy, aprendió que los pacientes podían curarse incluso aunque fuese improbable desde un punto de vista médico. Todos los seres vivos tenemos la capacidad de originar situaciones milagrosas, de lo contrario no habríamos sobrevivido a todas las enfermedades y los desastres del pasado. Nuestros genes están diseñados para la supervivencia.

Cathy también imaginó que su tratamiento era beneficioso, de modo que su cuerpo no tuvo todos los efectos secundarios que experimenta la gente. Mis «alocados» pacientes no experimentan los efectos secundarios de la radioterapia y la quimioterapia porque, según dicen, «se apartan del camino y permiten que la medicación vaya al tumor» o imaginan que es una energía amarilla que alcanza únicamente su enfermedad. También sé de personas que no se han tratado con radioterapia ni quimioterapia pero que creían que sí y padecieron todos los efectos secundarios. La mente es una fuente poderosa cuando se utiliza de forma adecuada.

En su historia Cathy dice que soy un ángel. Muchas veces digo en broma que soy un ángel y que estoy en la junta de directores del cielo, de modo que tengo recursos para ayudarme a mí y a los demás. Algunas personas, con cariño, me llaman san Bernardo. El sentido del humor es algo maravilloso y sumamente necesario.

Tengo un poema titulado «Crecí en Texas» de Cassandra Tucker. En él la mujer dice que estaba preparada para el cáncer porque creció en Texas con sus sequías, sus huracanes, sus inundaciones, etcétera, de modo que «sabía cómo sobrellevar las cosas». Todos debemos aprender a hacerlo y a creer que podemos.

El comportamiento de Marie DeHaan ilustra muchos aspectos de la conducta de supervivencia. Lo primero es considerar que el tratamiento que hemos elegido es como el dolor del parto de nuestro propio nacimiento. Este dolor, igual que la radioterapia, la quimioterapia y la cirugía, no nos los impone ni receta otra persona, sino que lo aceptamos porque ha sido nuestra decisión. Sólo así, cuando nos damos a luz a nosotros mismos, el dolor merece la pena, igual que merece la pena cuando damos a luz a nuestro hijo.

Además, si elegimos el tratamiento, tenemos menos efectos secundarios que cuando nos sometemos a un tratamiento por complacer a los demás. También debemos considerar que es una decisión según lo que juzgamos correcto para nosotros. Creo que es mucho mejor seguir nuestro corazón e intuición y lo que es adecuado para nosotros.

Cuando hacemos lo que es correcto para nosotros nunca nos enfadamos con nosotros mismos ni con nuestra decisión. Al margen de lo que nos depare el futuro. Una de las características más importantes de la conducta de supervivencia es la expresión de la ira en proporciones adecuadas para nuestra propia defensa. Cuando sentimos que nos faltan al respeto, debemos decir lo que pensamos y expresar nuestros sentimientos y nuestra ira. Algún día puede que eso nos salve la vida.

El milagro es la capacidad de Marie de «defenderse a sí misma», de quererse y de valorarse tanto a ella como las decisiones que toma respecto a *su* vida. La mayoría de las personas asumen la carga de la culpa, la vergüenza y los remordimientos y temen tomar decisiones y hacer elecciones porque podrían equivocarse y volver a fracasar.

Cuando volvemos a darnos a luz y vivimos la vida que hemos elegido, en lugar de vivir la que nos han impuesto los demás, nuestro cuerpo capta el mensaje y hace todo lo posible por mantenernos con vida. La clave es conservar siempre nuestro poder y hacer aquello que juzgamos correcto para nosotros.

La frase más importante para sobrevivir es:
«Pero el cambio del que más disfruto es que he aprendido
a decir que no y he dejado de ser "la buena chica".
¡Eso sí que es un milagro!».

Capítulo Seis

Ángeles y guías

> *Los ángeles acuden para ayudarnos y guiarnos en formas tan distintas como personas que necesitan su ayuda. Algunas veces vemos su sombra etérea y celestial, brillante de luz y resplandor. Otras veces sólo sentimos su proximidad u oímos su susurro. Y otras veces su aspecto no se diferencia del nuestro.*
>
> EILEEN ELIAS FREEMAN

Una tarde, después de haber colocado mis anotaciones sobre el podio e iniciado mi conferencia, advertí que lo que estaba diciendo no seguía el esquema que había planeado. Traté con dificultad de retomar mi esquema para el discurso, pero después de cinco minutos me di cuenta de que la charla que no había planeado era mejor que la que sí había planeado, así que durante las siguientes dos horas dejé que las palabras manaran de mí. Al término de la presentación, una mujer se acercó a mí y me dijo:

—Te he escuchado en otras ocasiones, pero ésta ha sido mejor de lo habitual.

La siguiente mujer que se me acercó me dijo:

—Durante toda la conferencia ha estado este hombre delante de ti. He hecho este dibujo para ti.

Cuando observé la fotografía supe de quién se trataba: de George.

George es mi guía interior y lo conocí la primera vez que hice imaginería guiada, cuando no era creyente. El dibujo que había hecho esa mujer era el mismo que había hecho yo para Elisabeth Kübler-Ross hacía unos años. Desde ese día, George pronuncia todos los discursos por mí, y surgen de un plano de la consciencia que es compartido con el público.

Unos años más tarde, tras haber dado un sermón para el funeral de un amigo un domingo por la mañana, estaba solo en el pasillo cuando Olga Worrall, una famosa terapeuta que había asistido al funeral de nuestro amigo común, se acercó a mí.

—Bernie, ¿eres judío?

Le pregunté si quería saberlo porque había dado un sermón dominical, a lo que me respondió:

—No, porque hay dos rabís a tu lado.

La descripción que hizo de ellos, desde sus prendas hasta sus barbas, fue exactamente como la de George. Creo que su presencia en mi vida explica muchas de mis vivencias milagrosas.

He vivido cuatro accidentes que han puesto en peligro mi vida —he estado a punto de asfixiarme, he estado involucrado en choques de automóvil y me he caído de un tejado al romperse una escalera— y, en todas las ocasiones, he sobrevivido sin graves heridas. Una noche dije ante el público: «Debo de tener un ángel».

Creo que todos tenemos ángeles o guías. Siempre pienso en la historia de la mujer que oye una voz que le dice: «Da un paso atrás». Al hacer caso, se da cuenta de que si hubiera seguido cruzando la calle la habría atropellado un autobús. ¡Hizo bien en escuchar!

Debemos recordar que siempre hay esperanza. Somos capaces de cosas sorprendentes y, cuando no tememos el fracaso, no tenemos nada que perder en nuestro intento de conseguir hechos milagrosos.

Los ángeles cuidan de mí
por Sylvia Bright-Green

Mi marido y yo habíamos soñado durante años que, cuando nos jubiláramos, iríamos a vivir junto a un lago en las zonas boscosas del norte, de modo que en octubre de 1995, cuando nos enteramos de que iban a hacer apartamentos en un centro turístico, aprovechamos la oportunidad y alquilamos una casita con opción a compra. Una semana después de trasladarnos al lago George en Rhinelander, Wisconsin, a más de trescientos kilómetros de nuestra familia y amigos, mi marido murió a causa de un ataque cardíaco.

Aquella tarde, después del funeral de mi marido, estaba sentada entre docenas de cajas abiertas y sentí que se imponía la realidad. Tras cuarenta años junto a alguien con quien hablar, en quien apoyarme y a quien darle las buenas noches, estaba sola. Estaba completamente sola.

El miedo, la inseguridad, la ira, el dolor y los pensamientos que cuestionaban mi razón de existir se apoderaron de mí. ¿Cómo iba a sobrevivir a la soledad? Peor aún, ¿cómo iba a aguantar las noches si sentía una profunda aversión a la oscuridad desde que tenía ocho años? La idea de que no podría dormir segura nunca más me hacía recorrer toda la casa para cerrar todas las puertas y ventanas. Incluso aseguré las puertas colocando sillas bajo el pomo de éstas. Corría todas las cortinas y encendía todas las luces. Dejé una linterna junto a mi cama (por si se iba la luz, me dije a mí misma) y la navaja de mi marido bajo la almohada.

Aun así no podía dormir. Además de las dificultades para conciliar el sueño y de la soledad y la inseguridad que sentía, era la única persona que residía en ese centro turístico durante una de las peores tormentas de nieve que había vivido el condado de Oneida en los últimos cincuenta años. La aflicción que sentía me mantuvo confinada en mi pozo de pena durante tres meses.

Entonces, una tarde de enero todo cambió. Estaba sentada en el sillón reclinable del salón mirando la televisión, cenando un plato precocinado y pensando en que ya apenas tenía vida, cuando me atraganté con un grano de maíz. Incapaz de respirar, empecé a toser, salté del sillón y con el saliente del marco de la puerta me di golpes en la espalda, con la esperanza de que eso me sacaría el maíz de la tráquea, pero no funcionó. Para empeorar todavía más las cosas, durante el acceso de tos aflojé la vejiga y tuve que ir corriendo al baño.

Sentada sobre el inodoro, seguí tosiendo y sin poder respirar durante lo que me pareció una eternidad. Ni siquiera con toda la tos podía sacar de la tráquea el grano de maíz. De pronto empecé a sentir por todo el cuerpo una sensación de mareo y frío y sentí pánico. ¿Así era como iba a morir, asfixiada a causa de un grano de maíz? Sabía que había estado deprimida con dudas y temores acerca de cómo iba a seguir adelante o incluso a sobrevivir sin mi marido. Pero la posibilidad de morir sola y de que no me hallaran hasta al cabo de unos días hizo que comenzara a rezar en silencio.

«Oh, Dios –decía para mis adentros mientras me caían las lágrimas por las mejillas–. De veras que no quiero morir. Tengo una vida y la aprecio. Si puedes ayudarme, por favor, hazlo ahora».

Tan pronto las palabras salieron de mi mente, sentí un poderoso impulso que me golpeó entre los omóplatos y me sacó el grano de maíz de la tráquea, que saltó por los aires y cayó en el plato de la ducha. Asustada, me di la vuelta y miré detrás de mí como si alguien pudiera estar allí, a pesar de que era imposible porque tenía la espalda pegada a la tapa del inodoro, que estaba levantada y contra la pared. Pero sin lugar a dudas había sentido un duro golpe contra la espalda que casi me había empujado del inodoro. Sin embargo me preguntaba quién podría haberlo hecho.

Entonces recordé un versículo de la Biblia que mi hermana mayor Peggy solía decirme cuando era pequeña para tranquilizarme: «Porque está escrito que él ordenará que sus ángeles te cuiden en todos tus caminos».

«Gracias, Dios, por haberme enviado a uno de tus ángeles para que me mantuviera a salvo».

Más tarde, mientras me preparaba para acostarme, se me ocurrió que ya no tenía que temer la oscuridad ni el hecho de estar sola. Después de todo, pensé, si un ángel no me deja morir a causa de un grano de maíz, tampoco va a permitir que me ocurra nada malo. Había conquistado mi temor a la oscuridad y la soledad porque Dios me había enviado un ángel para que cuidara de mí.

Envíame un ángel

por SOR PATRICIA DOTZAUER

Soy una hermana católica que reside en Nueva Jersey. En noviembre de 1995 me diagnosticaron un tumor maligno en la mama. El primer cirujano me dijo que podía elegir entre una tumorectomía o una mastectomía. Lo dejaba en mis manos. El tumor estaba en estadio II debido a su tamaño –cinco centímetros–. En ningún momento me dio su opinión. No me ayudó con una decisión que yo no sabía cómo tomar.

Fui a rezar por ello y me acordé de la historia de Agonía en Getsemaní. Abrí la Biblia y la leí una y otra vez. No dejaba de decirle a Dios: «Envíame un ángel que me diga qué hacer». Una hermana de mi comunidad que también es médica me consiguió cita con una cirujana de Nueva Jersey especializada en cáncer de mama a fin de tener una segunda opinión. Mi cita era al cabo de cinco días. Durante cinco días recé la misma oración: «Envíame un ángel que me diga qué hacer».

Mientras esperaba a la doctora en la consulta, no fui consciente de la política de trabajo de sus empleados. Ni las enfermeras ni ella iban con bata blanca, sino que iban vestidas con ropa normal. Tenía todos los resultados de las pruebas que me habían hecho. Entró en la consulta, se presentó, puso la placa de la mamografía sobre la pantalla y se dio la vuelta. Fue entonces cuando lo vi. En la solapa de la chaqueta llevaba el broche de un ángel. Me miró y me dijo:

—Hermana, debes hacerte una mastectomía. No tienes elección; el tumor es demasiado grande.

Luego, en su despacho, mientras observaba la sala llena de imágenes de Nuestra Señora de Guadalupe y muchos otros símbolos religiosos, me dijo:

—¿Has oído hablar alguna vez de san Ignacio de Loyola?

Por supuesto, respondí que sí.

—Estás a punto de iniciar un viaje espiritual –me dijo–. Tienes que escalar una montaña, pero yo seré tu guía. Háblame y explícame lo que sientes.

—Tengo miedo –confesé.

Sin dejar pasar un segundo, dijo:

—No vas a morir.

Eso fue hace catorce años y medio. Realmente creo que Dios me envió el ángel por el que había estado rezando encarnado en mi doctora.

A través de las ondas del televisor

por Marilyn Becker Gilliom

En el 2004 me caí y me golpeé la parte posterior de la cabeza contra el hielo. Los resultados de la tomografía computarizada, la resonancia magnética y el examen neurológico mostraron una conmoción cerebral (¡qué gran día!). Simultáneamente, tuve tal vez unos quince accidentes isquémicos transitorios que coincidieron con una concentración baja de azúcar en sangre. Mi médico endocrino me disminuyó la dosis de insulina. Ochenta días después, me diagnosticaron un hematoma subdural y tuve que someterme a una operación craneal. Perdí el habla y la movilidad de la pierna y el brazo derecho y no pude conseguir hacer rehabilitación porque hacía poco que había cambiado de mutua sanitaria.

Empecé a dedicarme a mi propia recuperación. Como era enfermera psiquiátrica, sabía acerca de las vías neuronales. Manifestaba confusión, pérdida de memoria y depresión. Las pruebas neuropsicológicas mostraron que había posibilidades de recuperación.

La madre de mi marido murió y él tuvo que viajar para asistir al funeral. Me quedé sola, casi imposibilitada, con dolor y muy poco ánimo. En mi cabeza no dejaba de oír una triste voz que decía: «Tómate toda la insulina». Una noche que estaba muy angustiada me senté en el sofá y el televisor se encendió (supongo que me había sentado sobre el mando a distancia). La madre Angelica, una monja de EWTN (Red Católica Mundial), me dijo: «No puedes matarte. Dios te quiere». De niña, antes de alejarme de la Iglesia, siempre había hecho catequismo con las monjas y asistía a misa todos los días. Nunca había oído hablar de la EWTN. Dejé el canal encendido día y noche para ver todos los programas que hablaban sobre Dios. No podía hablar, pero entoné todos los responsos en latín que había aprendido durante mi infancia. Más adelante descubrimos que aquel día la madre Angelica estaba atendiendo la llamada de alguien que quería suicidarse disparándose en la cabeza con una pistola. Era la repetición de un programa que se había grabado hacía cuatro años, pero me habló justo cuando necesitaba escuchar y recordar que Dios tiene un plan para mí.

La mano de un ángel

por CINDY HURN

Cuando le pregunté a mi pareja si creía en la intervención divina, me contestó que sí con tanta convicción que me sorprendió porque Rich tiende a ser escéptico cuando se trata de asuntos de naturaleza espiritual. Si estaba convencido de la irrupción de un ángel, no quería perderme la historia. Según me explicó, ocurrió hacía aproximadamente treinta años, cuando él y su primera esposa, Kathy, iban en coche de camino a Oregon.

«La primera noche nos quedamos en un pequeño motel junto al río Rogue –explicó Rich–, y como era una tarde cálida de verano, nos sentamos fuera de la cabaña. Había una pareja de alemanes de la cabaña de al lado que también estaba sentada fuera. Advertimos su acento distinto y les preguntamos de dónde eran, y así empezó una agradable conversación vespertina.

»A la mañana siguiente, Kathy y yo recogimos nuestras cosas y nos dirigimos al norte a través de la cordillera de las Cascadas con intención de visitar el lago del Cráter, que está a más de dos mil metros por encima del nivel del mar. Cuando nos acercábamos a la entrada norte del parque, escuchamos por la radio que la carretera del parque estaba cerrada a causa de la nieve y la densa niebla. No podíamos creer lo que estábamos oyendo: ¡era junio! Con gran decepción, fuimos en dirección sur, hacia Fort Klamath, y descubrimos que la entrada sur del parque todavía estaba abierta. El guarda no nos cobró la entrada porque, según dijo, no podríamos ver nada debido a la niebla.

»A medida que ascendíamos por la montaña del cráter la niebla se tornaba más densa y empezaban a caer pequeños copos de nieve, lo que reducía drásticamente la visibilidad. Cuando llegamos a la zona de estacionamiento, avanzamos muy lentamente hasta detenernos frente a un muro bajo de piedra. La niebla era tan densa que apenas podíamos ver más allá de un palmo. Sabíamos que el lago estaba en algún lugar detrás del muro, de modo que me subí al muro pensando que por lo

111

menos caminaría hasta el borde del río. En ese momento oímos que llegaba otro coche a la zona de estacionamiento y aparcaba. Una voz inequívoca con acento alemán nos alcanzó a través de la niebla, así que bajé del muro y me acerqué con mi mujer para saludar a la pareja que habíamos conocido la tarde anterior. Tras charlar un rato todos sentíamos el frío hasta en los huesos y, puesto que el tiempo no iba a mejorar, volvimos a nuestros coches y salimos del parque.

»Al año siguiente, mi mujer y yo nos llevamos a nuestro bebé recién nacido al mismo lugar. Era un bonito y despejado día estival. Accedimos por la misma entrada sur. Aparqué, delante del mismo muro de piedra, salí del coche y me preparé para subirme al muro como había hecho el año anterior. Pero cuando miré detrás de él vi que no había nada; ningún punto de apoyo, ningún saliente, nada excepto un precipicio de trescientos metros. De pronto sentí debilidad en las rodillas; me di cuenta de lo cerca que había estado de morir el año anterior.

»De no haber sido por la perfecta sincronización y por el inconfundible acento de nuestros amigos alemanes, habría saltado de ese muro. Mi mujer habría enviudado joven y jamás habríamos concebido a nuestro hijo. En cuestión de menos de un segundo estuve prácticamente al borde de la muerte. Sinceramente, creo que algún ángel —alguna mano divina— intervino y me apartó de ese precipicio».

¿Casualidad o milagro?

por SANDY MILIEFSKY

Hablando con mi asesora de oncología me preguntó cómo había llegado al grupo de apoyo del doctor Bernie. Le expliqué que había escuchado a Bernie en un programa. Mi asesora me dijo que conocía a Bernie y luego me contó la siguiente historia:

Hace años tuvo un tipo de cáncer poco conocido y estuvo en el hospital de Yale-New Haven. Acababan de operarla y estaba aterrada, pero al alzar la vista vio a un hombre junto a la puerta de su habitación rodeado de una luz blanca. El hombre se acercó a ella y, cuando estuvo delante, le dijo: «Vas a vivir». Ese hombre era Bernie Siegel. Se tomó muy en serio sus palabras y, al sobrevivir a la enfermedad, decidió ayudar a otros supervivientes en el centro en el que actualmente me ayuda a mí. Yo no lo llamaría casualidad. Ni entonces ni ahora.

Reflexión sobre los milagros

Los ángeles aparecen cuando necesitamos ayuda porque no somos capaces de superar los momentos difíciles de la vida. Son mensajeros. Dios también habla a través de nosotros, y creo que de él provienen estas palabras de confort. He descubierto que en algunos momentos he dicho cosas a mis pacientes que no tenía intención de decir y he sentido que las palabras venían, como dice mi mujer, «Dios sabe de dónde».

A raíz de vivir en soledad, Sylvia Bright-Green descubrió que hay una gran diferencia entre estar solo y sentirse solo. Cuando uno se conoce a sí mismo descubre que estar solo no es un problema; tampoco cuando tiene fe se siente nunca se realmente solo. Fíjate en lo segura que se sintió Sylvia cuando el ángel pasó a formar parte de su vida. Desde mascotas hasta personas, los ángeles aparecen de muchas formas y nosotros mismos podemos traerlos a nuestra vida. Los ángeles nos recuerdan que debemos disfrutar de la experiencia y del viaje y que, allá donde ocurren los milagros, debemos hacer caso de nuestro corazón.

«Pedid, y se os dará. Llamad, y se os abrirá». Si no rezamos, lo que significa hablar con Dios, ¿cómo vamos a esperar que Dios nos responda? Dios aparece cuando necesitamos ayuda porque no somos capaces de sobrellevar los momentos difíciles de la vida, y se retira cuando aprendemos a reinventarnos; si somos capaces de comprar discos compactos, leer libros y reinventarnos, no necesitamos la ayuda de ningún ángel porque sabemos que siempre están con nosotros. Sor Patricia Dotzauer hizo precisamente eso cuando le diagnosticaron cáncer. No puedo hacer más que añadir un poco de humor a través de Lily Tomlin: «Cuando hablamos con Dios, se llama oración. Cuando Dios nos habla, se llama esquizofrenia».

Todos somos antenas parabólicas, mandos a distancia y pantallas de televisor. Estamos expuestos a numerosas voces y canales, y tenemos una mente –un mando a distancia– que utilizamos para elegir el programa con el que vamos a sintonizar para que nos guíe a través de la vida. Nuestro cuerpo, equiparable a la pantalla del televisor, manifiesta entonces el programa que hemos decidido representar. Cuando decidimos escuchar el canal del amor aprendemos y llevamos a cabo la función por la que estamos aquí.

Sin duda Rich y Cindy Hurn experimentaron el contacto con los ángeles guardianes. Muchas veces no estamos de humor para escuchar lo que nos dicen porque estamos pensando en vez de sentir nuestro trayecto a través de la vida. ¿Es una casualidad que Marilyn Gilliom se sentara sobre el mando a distancia y encendiera el canal que necesitaba ver? No creo. La ayudó a quererse y a sentir que la vida merecía la pena. Debemos recordar que siempre hay esperanza. Somos capaces de cosas sorprendentes y, cuando no tememos el fracaso, no tenemos nada que perder en nuestro intento de conseguir hechos milagrosos.

Sandy Miliefsky ejemplifica de qué manera los encuentros casuales pueden cambiar la vida –e incluso salvarla– e inspira a los demás a hacer lo mismo, como una fila de fichas de dominó en la que cada ficha trasmite el milagro a la siguiente.

La vida nunca es un camino fácil. La forma de llegar es con fe en uno mismo y con la ayuda de los ángeles para guiarnos por los terrenos difíciles hasta que encontramos nuestro camino.

Los milagros y los ángeles forman parte de nuestra vida;
dejemos la mente en blanco para anticiparlos
y sintonizar con ellos.

Capítulo Siete

El obsequio del amor

Los milagros suceden de forma natural como expresiones de amor. El verdadero milagro es el amor que los inspira. En este sentido, todo lo que surge a raíz del amor es un milagro.

MARIANNE WILLIAMSON

Una adolescente se quejó de que en casa de su abuela no había un espejo de cuerpo entero en el que poder verse. Su abuela le respondió: «Si quieres ver lo bella que eres, acércate y mira en mis ojos».

Creo que el amor es la respuesta a todas las preguntas que podemos hacernos. Es la solución a todos los problemas y es necesario para nuestra supervivencia. Cuando decidimos amar, nunca podemos estar equivocados. Siempre estaremos en el lugar adecuado y en el momento oportuno, porque el amor aporta orden, armonía y paz.

Del mismo modo, ser amado es el obsequio de la vida. Ser aceptado por alguien significa que esa persona está trascendiendo todos nuestros defectos con compromiso. El amor es ciego con nuestros defectos e imperfecciones. Creo que, si bien elegimos a quien amamos, estamos conectados con el deseo de amar desde el momento en que nacemos.

Muchas personas creen que albergan defectos terribles en su interior que deben esconder a fin de tener alguna oportunidad en el amor. Como creen que no son dignas del amor y que están condenadas a la soledad en caso de que se sepa cómo son en realidad, crean mecanismos de defensa que les impiden compartir sus sentimientos más profundos con los demás. También temen y evitan las relaciones.

Atendí a una adolescente que tenía importantes quemaduras y que llevaba suéteres de cuello alto incluso los días calurosos de verano porque sentía que era «fea». Al cabo de unas semanas de haberle propuesto que durante el verano trabajara de asesora en una residencia de ancianos, donde los uniformes que llevaban los empleados dejaban al descubierto sus cicatrices, se dio cuenta de que nadie se había fijado en ellas. «Eso es porque cuando ofrecemos amor, somos bellos», le dije.

El amor es energía, de manera que no conoce el tiempo ni las limitaciones físicas. Sé, a raíz de mi experiencia —tanto personal como a través de la mística, los sueños y los dibujos—, que podemos comunicarnos con los animales y los difuntos y podemos saber el futuro. Creo que cuando dos personas son conscientes la una de la otra todo el tiempo, mantienen una conexión que finalmente las lleva a reencontrarse.

Lo único que podemos pedirle a la vida es que nos dé la oportunidad de amar.

Todo a su debido tiempo:
la historia de Rich Eldredge

por C. J. CROKER

Todas las noches en Vietnam me sentaba y miraba su foto, preguntándome si alguna vez volvería a verla. Pensaba en aquella primera noche en Cape Cod, tres años atrás, cuando me había pedido que bailara con ella; en cómo la había abrazado y en cómo habíamos pasado la semana siguiente acompañados de su hermana, que cuidaba de ella desde que su madre había fallecido. Cuando regresó a su casa en Connecticut nos escribimos todas las semanas, y siempre que podía cogía el coche e iba a verla. Al final me llamaron a filas, así que me alisté en las fuerzas aéreas y, al tercer año, me ofrecí voluntario para ir a Vietnam. Durante esa época dejé de escribirle. Habían muerto muchos hombres y probablemente yo también iba a morir.

Cuando finalmente regresé a Estados Unidos llamé a su hermana, que vivía en San Francisco, tratando de volver a encontrar a mi chica. Sin embargo, su hermana no me contestó al teléfono. Era la voz de mi amor en el otro extremo del aparato.

—Estoy en Sacramento –le dije–. ¿Puedo ir a verte?

Me contestó que sí, de modo que me dirigí a San Francisco lo más rápido que pude y pasamos esa noche juntos. Me dijo que sólo estaba de visita, que ahora vivía en una granja en Canadá y que al día siguiente se volvía en autoestop. Le pedí que se quedara conmigo en Sacramento, pero estaba resuelta a volver con sus animales. «Ven a Canadá», me dijo, pero no podía ausentarme sin permiso, de modo que le dije que no.

A la mañana siguiente llevé a mi chica a la vía de acceso a la autopista interestatal 5. Le pedí una vez más que se quedara conmigo, pero no quiso. Tuve que dejar que se marchara. Mientras caminaba por esa vía sola, con el pulgar levantado y resuelta a volver a su casa, a mil seiscientos kilómetros al norte de mí, me fui, rogando que estuviera bien mientras se me partía el corazón. Con el tiempo conocí a otra persona. Fui a una subasta a comprar muebles para mi apartamento de soltero y volví con una nueva novia: la hija del subastador.

Durante todos esos años pensé en mi primer amor. Tenía un sueño repetitivo en el que una joven entraba en mi oficina y me decía que su madre había dicho que si moría, su hija debía encontrarme porque yo cuidaría de ella. Creo que, como la madre de mi amada había fallecido tan joven, en mi sueño me figuraba que a ella también le sucedería lo mismo. Cada vez que viajaba a otro lugar buscaba su nombre en el listín telefónico, pero nunca lo encontraba. Incluso pasé en coche con mi mujer por delante de su antigua casa cuando volvimos al este a pasar las vacaciones, pero sabía que no estaría allí. Lo único que hallé fueron buenos recuerdos y un corazón triste que no era propio de un matrimonio, así que dejé a un lado esos pensamientos y comencé a apreciar mi vida en California con una hermosa mujer y dos hijos maravillosos.

Treinta y cuatro años después estaba sentado en mi oficina de Sacramento, divorciado y todavía pensando en lo que había ocurrido con mi primer amor. En mi pantalla apreció uno de esos programas para encontrar a los compañeros de clase, así que escribí su nombre y sus detalles personales. De pronto, allí estaba. Pagué por su dirección de correo electrónico sin ninguna garantía de que fuera su correo actual y escribí: «Hola. Soy Rich de Cape Cod. ¿Te acuerdas de mí?». Pulsé «enviar» y me invadió una oleada de emoción. Sabía que si no respondía dejaría de buscarla. Era la última vez que lo intentaba.

Eso fue hace casi diez años. El día anterior ella estaba en su oficina en Inglaterra explicándole a su secretaria la historia de su primer amor, diciéndole que siempre había pensado en mí y preguntándose si sería feliz y estaría bien. Puesto que su matrimonio había terminado y su hija pronto iba a casarse, planeaba irse después de la boda y comenzar una nueva vida en Estados Unidos o Canadá. Mientras navegaba por internet, en su pantalla había aparecido el mismo programa que en la mía. Había introducido su dirección de correo electrónico con la esperanza de volver a conectar con alguna vieja amiga, sin sospechar en ningún momento de que yo la estaba buscando. Al día siguiente la encontré y le mandé ese primer correo electrónico.

Después de aquello nos escribimos cada día. Parecía como si cada uno hubiéramos tenido que llevar a cabo un conjunto de responsabilidades distintas con personas predestinadas a las que amar y de las que cuidar. Habíamos dado lo mejor de nosotros mismos y estábamos agradecidos por la vida que habíamos tenido. Pero, en aquel momento, una oportunidad milagrosa con una sincronización perfecta nos había vuelto a poner en contacto. A lo largo de los seis meses siguientes nuestro viejo amor floreció, y le pedí una vez más que viniera y se quedara conmigo. Me prometió que pasaría a visitarme de camino al noroeste del Pacífico.

Cumplió su promesa. Nueve años después, todavía está aquí en Sacramento y estamos felizmente enamorados. Todavía está de camino al norte, pero está esperando a que me jubile dentro de tres años para que podamos ir juntos. Nos han dado una segunda oportunidad para hacer realidad nuestro amor, y estamos aprovechándola porque sabemos que finalmente ha llegado nuestro momento.

Papá y Raggedy Ann
por Terri Elders

Una tarde, cuando la abuela vino a visitarme al hospital, me dijo que papá vendría a visitarme el domingo. Sabía algunas cosas, como los nombres de los días de la semana, pero no sabía cuántos días quedaban para el domingo. Aquel verano de 1942 acababa de cumplir cinco años y estaba sumamente orgullosa de poder alzar los cinco dedos de la mano siempre que alguien me preguntaba por mi edad.

Cuando la abuela me llevó al hospital oí que el médico que me husmeaba el pecho decía que era necesario un milagro para salvarme. Así que quería preguntarle a papá qué era un milagro. Cada vez que oía pasos que se acercaban a la puerta, rogaba para que fuera papá. Estaba en la Marina y anhelaba verlo con su traje de marinero.

Una mañana, justo después de que la enfermera terminara de husmearme el pecho y de haberme hecho aspirar unas horribles gotas nasales, apareció papá con sus pantalones acampanados azul marino y su camisa a rayas blancas. Llevaba una gran maleta de color marrón.

Estaba tan contenta de verlo que traté de incorporarme, pero en cuanto levanté la cabeza de la almohada tuve un acceso de tos. Papá se apresuró y se inclinó para darme un beso en la frente.

—Tiene la temperatura altísima –le dijo a la enfermera mientras dejaba la maleta junto a mi cama.

—Es normal con la neumonía. Pero creemos que ya ha pasado lo peor.

—Papá, me caí en el supermercado Piggly Wiggly –le dije–. Me duele el pecho.

Recordaba que cuando la abuela me había metido en el coche para llevarme al hospital temblaba tanto que me rechinaban los dientes. Cuando los médicos dijeron que los labios se me habían puesto morados porque tenía neumonía doble, la abuela empezó a llorar y eso me asustó.

Papá se sentó en mi cama durante un buen rato. Dijo que pronto zarparía para luchar en la guerra.

Cuando la enfermera me trajo un vaso de zumo de manzana templado, papá me animó a que bebiera un poco, incluso a pesar de que me costaba tanto tragar.

—Si te terminas el zumo, te daré una sorpresa que tengo para ti en la maleta.

A pesar del dolor me bebí todo el zumo. Entonces papá abrió la maleta y sacó una muñeca con dos ojos hechos con botones, un pelo de hilo rojo y una bonita y pequeña nariz triangular. Llevaba un vestido azul de flores.

—Es Raggedy Ann.

Chillé de alegría, abracé a la muñeca y luego me acordé de que tenía algo que preguntarle a papá.

—Papá, ¿qué es un milagro?

—Es algo maravilloso que ocurre cuando no te lo esperas. Por ejemplo, vamos a desabrochar el vestido de tu muñeca.

Papá me ayudó a sacar los botones de sus ojales. Para mi sorpresa, había un pequeño corazón rojo en el pecho de la muñeca, encima del cual había unas letras.

—Pone «te quiero». Quiero que cuando zarpe mi barco te acuerdes de que te quiero.

Aún pasaron varias semanas hasta que la abuela me llevó a casa, pero tenía a Raggedy Ann para consolarme en mis ataques de tos, constipados de nariz y dolores de cabeza. Cuando finalmente me levanté de aquella cama de hospital, apenas podía acordarme de caminar porque había estado tumbada durante mucho tiempo. Necesité varios días para poder sostenerme de pie con firmeza.

Dos años después, cuando papá regresó de la guerra, vino a casa de la abuela y le hice una demostración de cómo había aprendido a bailar claqué. Bailamos juntos mientras tarareamos *You're A Grand Old Flag*.

Varios años más tarde descubrí que en 1942 todavía era frecuente que los niños murieran a causa de la bronconeumonía. En realidad tuve mucha suerte de sobrevivir. Hasta el final de la Segunda Guerra Mundial no aparecieron los primeros medicamentos milagrosos en forma de penicilina y otros antibióticos y las vidas de incontables niños se salvaron.

Décadas después trabajé en el Cuerpo de Paz de Estados Unidos, donde proporcionaba asistencia técnica a proyectos sanitarios en docenas de países en desarrollo. Para mi sorpresa, a través de la Organización Mundial de la Salud descubrí que la neumonía sigue siendo el asesino olvidado de niños que se ha cobrado 2 millones de vidas en todo el mundo, más que cualquier otra enfermedad…, más que el sida/VIH, la malaria y el sarampión juntos. Insté a nuestros supervisores de los programas sanitarios en la infancia y la maternidad a que ofrecieran formación a los voluntarios del Cuerpo de Paz a fin de que pudieran advertir a los padres de los países en desarrollo de los síntomas de esta enfermedad mortal para que sus hijos pudieran acceder al tratamiento necesario.

Es posible que sólo sea una casualidad que me perdonaran la vida durante mi niñez a fin de poder ayudar a salvar las vidas de otros niños… pero creo que podría tratarse de un milagro. Sólo me arrepiento de que cuando miré el corazón de Raggedy Ann, se me olvidó ver si tenía alas en la espalda. En cuanto a papá, bueno, nunca fue un ángel, ¡pero sin duda podía bailar como ellos!

El arcoíris de Becca

por FRANCINE BROTTMAN

La sabiduría de Bernie fue un obsequio para mí mientras atravesaba las dificultades del viaje de mi hija a través del cáncer. A lo largo de su enfermedad y tras su muerte, leí los libros de Bernie y me escribí cartas con él. Una de mis citas favoritas de Bernie es la que sigue: «Debemos comprender que las personas no están viviendo o muriendo, sino vivas o muertas. Cuando clasificamos a alguien de terminal, se le trata como si ya hubiera fallecido, y eso es un error; si está vivo, todavía puede participar. Puede amar, reír y vivir». Esta frase describe muy bien lo que viví con mi hija. Vivió con plenitud y amor cada momento de su vida. Su vida fue un milagro y estoy agradecida por todos los momentos que compartí con ella. Me gustaría compartir contigo la historia del arcoíris de Becca.

Los médicos nos citaron en la sala del pesimismo. A pesar de que las paredes estaban pintadas de colores cálidos, era un lugar frío e implacable. Durante la espera, nos sentamos en uno de los rígidos sofás, observando los dibujos de la pared que intentaban generar sensaciones de serenidad. Un aluvión de médicos y enfermeras se apiló en este espacio abarrotado para darnos sus funestas noticias.

«Lo sentimos», empezó uno de los oncólogos, rompiendo el incómodo silencio. Aunque ya habíamos oído este discurso, aun sentíamos la avalancha de emociones que nos invadía mientras nos decían que creían que nuestra hermosa hija de siete años pronto sucumbiría al cáncer contra el que llevaba luchando tan valientemente los últimos dos años y medio. El plazo de tiempo que le daban oscilaba entre varias horas a posiblemente un día o dos.

Afortunadamente, Becca tenía un plazo de tiempo y un plan muy distintos. A lo largo de su enfermedad aprendimos numerosas lecciones valiosas de nuestra pequeña y sabia hija. Apreciaba cada instante que pasaba en esta tierra. Siempre hallaba una forma de vivir el momento y gozar de cualquier atisbo de infancia que pudiera encontrar. Aun cuando estaba enferma, le encantaba jugar y expresarse a través del arte y la escritura. Sus muñecas y peluches eran sus amigos y pacientes, y con ellos practicaba los mismos procedimientos a los que la habían sometido a ella. Tomar el té y hacer carreras de sillas de ruedas con las enfermeras la ayudaron a sobrellevar la monotonía del hospital durante los primeros días de su enfermedad. Entre sus momentos de ingenua inocencia, Becca defendía la sabiduría de un alma muy madura.

Para sorpresa de todos, el día después de nuestra cita con los médicos Becca pareció estar mejor. Todos lo valoramos con cauteloso optimismo. Cuando la arteterapeuta entró en su habitación, Becca quiso pasar un rato con ella, así que mi marido y yo aprovechamos el momento para tomarnos un breve pero necesario descanso. Regresamos a la habitación de Becca, tratando de ocultar nuestros tristes sentimientos con intención de brindar amor y consuelo a nuestra hija, pero lo que vimos al entrar nos dejó atónitos. Becca estaba felizmente inclinada en su cama, esculpiendo un arcoíris con una cinta de colores y un trozo de papel de aluminio. Según los médicos, debía estar tendida en la cama a punto de morir. Pero allí estaba, haciendo con orgullo el arcoíris más hermoso que jamás he visto. Ella había elegido tener esperanza.

Aun así, sabíamos que Becca tenía los días contados. Un día, después de traerla a casa, Becca estaba sentada en el sofá abrazada a su padre y me senté al otro lado de ella. No podía impedir que silenciosas lágrimas corrieran por mis mejillas. Becca me miró, se volvió a mi marido y le dijo:

—Papá, ¿me acercas los Kleenex?

Mi marido le acercó la caja. Becca sacó un pañuelo, se volvió hacia mí y, suavemente, me secó las lágrimas. Ese simple gesto de amor fue para mí un obsequio que guardaré conmigo el resto de mis días.

Poco después de haber vuelto a casa, Becca nos pidió dormir en su propia habitación. Tras mucha preparación, la llevamos al piso de arriba. Estaba contenta de estar en su luminosa y colorida habitación, repleta de peluches, obras de arte y sus muchos tesoros. Como siempre, después de darle las buenas noches y de decirle que la quería, me quedé dormida a su lado. A la mañana siguiente, cuando alargué el brazo para acariciar su hermosa cabeza sin cabello, vi que Becca nos había dejado. Había fallecido tranquilamente mientras dormía, y su último milagro fue el modo en que se marchó.

Nunca olvidaré sus palabras: «Me encantan los arcoíris porque brillan en el sol. Me gustan los corazones porque son bonitos. Me gustan las estrellas porque están en el cielo. Creo que las flores son hermosas porque huelen bien. Me encanta la luna porque está en el cielo. Creo que las mariposas son hermosas porque tienen colores bonitos. Me gustan los conejos porque son cucos».

Milagros familiares
por CAROLYN SIEGEL-MCGAHA

D*e no haber sido por mi padre,* Bernie Siegel, posiblemente habría tenido una visión distinta de la vida. Mi padre dio a mi mente un rumbo más positivo. Cuando nos dijeron que a mi hijo sólo le quedaban dos o tres horas de vida, no lo negué; simplemente tuve tanta fe en mí y una actitud tan positiva desde el comienzo que nunca me rendí. Mi padre y yo también fuimos figuras muy positivas y alentadoras para Jason, y creo que eso le ayudó a permanecer con vida. Jason sintió el amor poderoso, la espiritualidad y la actitud positiva que dominaba nuestros días y se recuperó, a pesar de que siguió padeciendo problemas de salud.

Muchos años después, cuando llevamos rápidamente a Jason al hospital y lo pusieron en la UCI, al principio los médicos fueron incapaces de determinar qué le pasaba. Mi padre estaba allí con los médicos y también hizo una lluvia de ideas con nosotros. Los médicos no podían dar crédito a lo que veían. Los resultados de las pruebas mostraron que tenía una cantidad anómala de ácidos grasos y que el metabolismo no le funcionaba correctamente; además, le estaban creciendo distintos tipos de bacterias en el intestino y el resto del cuerpo. Los médicos dieron con una medicación que le hizo efecto y eso finalmente les ayudó a diagnosticarle deficiencia de piruvato carboxilasa.

Jason estuvo en la UCI varios meses, dormido a causa de la acidosis láctica y conectado a todo tipo de máquinas a fin de permanecer con vida. Cuando mi padre lo visitó le susurró algo en el oído y de pronto Jason abrió los ojos. Le pregunté a mi padre qué le había dicho, pero me contestó que era algo entre Jason y él. No pude más que sorprenderme.

Mi padre también estuvo allí cuando Jason tuvo que someterse a una operación craneal y le brindó mucho apoyo. Mi hijo no podía hablar, pero el día después de que le colocaran una derivación, mi padre consiguió que Jason se relajara y permaneciera tumbado para que no sufriera una hemorragia en el cerebro. Y, de pronto, habló. Antes de la operación apenas podía hablar, ¡y después de la operación dijo «tele» y «papi»! De nuevo, tuvo una recuperación milagrosa y volvió a casa. Desde entonces, Jason siempre busca a «papi» y se emociona mucho cuando lo ve.

Mi padre ha sido un gran apoyo para mis chicos tanto a nivel emocional como económico. Debo haberlo llamado por lo menos cinco veces al día haciéndole preguntas médicas. Mi padre me dijo que, si no fuera su hija, me habría mandado una factura… y los dos sabemos que habría sido una factura muy, muy larga.

Pocos niños superan los dos años de edad con el diagnóstico de Jason, y él ahora tiene doce años. Además de este milagro está el hecho de que mi padre me ha enseñado a ser una poderosa defensora tanto espiritual como cariñosamente.

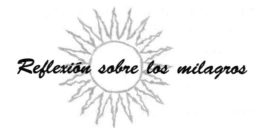

Reflexión sobre los milagros

Hay momentos en los que no somos capaces de cambiar la situación de nuestra vida y debemos dejarlo en manos de Dios. Sin embargo, cuando podemos cambiar algo, es mucho más probable que veamos hecho realidad el resultado que deseamos cuando damos un paso adelante y asumimos la responsabilidad de dicho cambio. Cuando tenemos un parto prematuro recurrimos a los médicos para que detengan el parto, pero cuando es un embarazo a término, pedimos ayuda para que el parto sea rápido, eficaz y produzca el resultado deseado: una vida nueva y sana. Nuestros esfuerzos pueden hacer que suceda todo esto incluso aunque tenga que ser en el plazo de Dios y no en el nuestro.

Pensemos en la casualidad de Rich Eldredge y su primer amor, que entraron en el ordenador y pensaron el uno en el otro en el mismo momento. Lo que uno aprende con esta historia es que no existen las casualidades. También hicieron un esfuerzo por encontrarse, y para mí es allí donde radica la resolución. No dejamos todo en manos de una fuerza superior a fin de que lo haga por nosotros, sino que participamos en el nacimiento y el proceso del cambio.

C. J. Croker lo llama una segunda oportunidad, pero lo cierto es que nunca se rindieron en la primera ocasión, y como mantuvieron vivo el vínculo, volvieron a encontrarse física y conscientemente y pueden gozar de ello de una forma que los vínculos inconscientes y místicos no pueden proporcionar.

Buena parte del tiempo, el milagro es la trasformación de una situación difícil en una bendición, tal y como hizo Terri Elders. Si hoy se lo preguntáramos, nos podría explicar por qué la pesadilla que vivió de niña y el hecho de padecer una grave enfermedad hicieron que saliera renovada al mundo para enseñarnos a salvar vidas. Sabe que la vida es difícil, por eso necesitamos ofrecernos y curarnos entre nosotros con amor y crear más milagros.

En el cielo, como escribí en mi libro titulado *Buddy's Candle,* todos llevan una hermosa vela para ayudar a las personas que han perdido a un ser querido, sea de la especie que sea. Sin embargo, si estas personas sufren de forma excesiva, sus lágrimas apagan la vela de su ser querido.

Francine Brottman, la mamá de Becca, no hizo eso. Atesoró la inmortalidad de Becca por medio del amor de su hija. Becca le enseñó a vivir, le enseñó que no estamos viviendo o muriendo, sino vivos o muertos, y que la muerte viene cuando uno está cansado de su propio cuerpo y listo para abandonarlo y volver a ser perfecto.

Nuestro cuerpo nos quiere y hará todo lo posible por mantenernos con vida siempre y cuando lo amemos, y también amemos nuestra vida, y Becca lo demostró cuando siguió viviendo y creando obras de arte. No es casual que creara un arcoíris. Cada color tiene un significado y el arcoíris representa una vida en orden donde cada color y emoción están en su lugar. En el libro de Aleksandr Solzhenitsyn, titulado *Cancer Ward,* el autor describe la «sanación autoinducida» como una mariposa con los colores del arcoíris.

Tampoco es casual que Becca abandonara su cuerpo en su habitación. Sabemos cuándo ha llegado nuestra hora de partir. Lo veo en los dibujos y los sueños de los pacientes. El violeta es un color espiritual, y cuando un globo, una cometa con forma de mariposa u otro objeto de color violeta flota en el cielo, significa que uno está preparado para la transición espiritual. Para Becca fue sencillo porque sabía que su familia estaba preparada y que su amor permanecería con ellos y la haría inmortal. Pudo morir junto a su madre sintiendo el amor pero sin sentimientos de culpa.

Becca y Francine son maestras para todos. Han experimentado la vida, y Francine se ha quedado con el amor y la inmortalidad de Becca. Los niños saben vivir en el momento, sin temer el futuro o la muerte.

Por favor, ama a los niños y ayúdalos a darse cuenta de que son milagros y de que son capaces de hacer milagros. De este modo, igual que el patito feo, no tendrán que hacerlo solos para darse cuenta de que son cisnes.

Si quieres un milagro, toca a otra persona y exprésale tu amor. El amor es lo único que permanece. Es inmortal y es el puente entre los vivos y los muertos.

Saca las fotos de tu bebé y observa el milagro.

Capítulo Ocho

Crear milagros

En el alma hay un puente hacia el cielo y en el corazón, una puerta hacia la sanación y la paz… Si soñamos nuevas realidades, estaremos receptivos a abundantes bendiciones. ¡Juntos podemos crear milagros!

MICHAEL TEAL

Los milagros nacen del amor. No son situaciones poco corrientes sino posibilidades. Cuando el editor y escritor Norman Cousins vio las cintas de *Candid Camera,* se rio a carcajadas a pesar de padecer una artritis en la columna vertebral que lo había dejado inválido.

Escribió una crónica de su enfermedad en *Anatomía de una enfermedad,* una obra que se convirtió en un *bestseller.* Tal y como documentó, nuestro cuerpo, mente y espíritu responden a nuestros pensamientos y sentimientos.

A veces podemos crear un milagro con tan sólo una sonrisa. Siempre me acuerdo de la mujer que me preguntó qué sucedía cuando entré a su habitación en el hospital. Me dijo que la expresión de mi rostro la asustaba, a lo que le respondí que estaba pensando cómo podía ayudarla, y me dijo: «Piénsalo en el pasillo y sonríe cuando entres aquí».

Cuando encontramos el amor propio y nos esforzamos por alcanzar nuestro potencial, empiezan a suceder cosas muy distintas en nuestra vida. Entonces no tememos tratar de alcanzar nuestro potencial y crear cosas sorprendentes. Algunas de mis historias favoritas tratan de nuestro potencial para crear milagros.

Flash: vivir con milagros
por Kay Pfaltz

El 2 de noviembre me llevé a Flash, mi perro miniatura de raza teckel de trece años, al veterinario para que le realizaran una operación de espalda. Me levanté antes del amanecer, tratando de deshacerme de una extraña sensación premonitoria, y conduje dos horas hasta la clínica veterinaria. Cualquiera que se haya desvivido por un animal habrá experimentado la preocupación y la ansiedad, así como el amor y la compasión, que sentía mientras me hallaba en la consulta con *Flash* y hablaba con la cirujana.

Hasta seis ansiosas horas más tarde no pude volver a hablar con ella y escuchar las palabras que sacudirían mi vida. *Flash* no tenía una hernia discal, sino que le estaba creciendo un tumor en la columna. Sin embargo, fue lo que dijo a continuación la veterinaria lo que dio forma a mi dolor: ni la radioterapia, ni la quimioterapia ni la cirugía eran una opción para este tipo de cáncer, que se había extendido a la médula espinal. Recomendaba cuidados paliativos y una eutanasia cuando el dolor fuese demasiado intenso y la hinchazón no disminuyera con prednisona. Le dio tres semanas de vida, a lo sumo un mes.

La noticia me había cogido por sorpresa y el dolor se apoderó de mí como una ola. Siguieron varios días de angustia y una pena profunda. El dolor, que en ese momento era imposible distinguir del miedo, se aferró a nosotros como un manto. Hasta una noche.

Fue alrededor de una semana después de haber vuelto del veterinario. Estaba sentada en la cama rodeada de tres perros y, en ese instante, se impuso una sensación de paz. Hasta ese momento mi cabeza había sido un torbellino de tristeza y agonía a causa de la indecisión. Entonces, con dulzura, de la nada, la paz cayó sobre mí y me liberó del estrés agotador, dándome una sensación de profunda serenidad en el momento.

Un estado de gracia.

Reí como si alguien acabara de gastar una broma. Luego volvió a reinar el silencio, mientras la suave luz anaranjada de la lámpara de sales del Himalaya cubría la habitación de tranquilidad y calidez.

A mi lado, *Flash* respiraba profundamente. *Chance* estaba acurrucada junto a él y le ofrecía su sosegada fortaleza. *Sasha* estiraba el cuerpo alrededor del suyo como si estuviera protegiéndole de mayores perjuicios. En mi estado de gracia, me adentré en un momento tan hermoso que temía moverme por si acaso se terminaba. Permanecí muy quieta... y el momento persistió. Y de nuevo hubo silencio, excepto por la ligera respiración de los perros... y entonces *Sasha* empezó a roncar.

Desde esa noche en adelante decidí que esta sentencia de muerte no tenía por qué ser nuestra realidad. Había accedido al poder de los milagros; la capacidad de curar está en el interior de todos nosotros.

Ocurrió poco a poco, pero empecé a cambiar mi modo de entender la realidad: en cualquier momento dado había más de un resultado, y mi corazón elegía el milagro. Debido a un sencillo cambio de percepción, mi vida comenzó a trasformarse de forma sorprendente.

Empecé a buscar medios alternativos de curación. Acudí a un amigo que utilizaba esencias homeopáticas con carga eléctrica, parecidas a las flores de Bach. Modifiqué la dieta de *Flash* y le di suplementos de hierbas y vitaminas. Puse la misa de Bach en si menor y la música de Robin Miller. Pero, sobre todo, empecé a advertir un «saber» sutil pero poderoso.

A pesar de todos los pronósticos, quería que *Flash* estuviera conmigo el día de Navidad. Practiqué la visualización y empecé a reproducir en mi mente la imagen de un *Flash* sano y vibrante. Puesto que quería que *Flash* llegara al día de Navidad, elegí una visualización muy específica. Lo veía en casa de mi madre, donde celebrábamos la Navidad, levantando la alfombra rodeado de pedazos de papel de envolver. Compré tres colgantes, uno para cada perro, para abrirlos el día de Nochebuena y colgarlos en *Lauren*, un pequeño pino blanco americano que tenía en el jardín trasero. Incluso hice un esbozo de éste. Cuando hacía todo esto aumentaba la sensación de saber, y cada día recibía como recompensa pequeñas señales del universo, ocultas en las situaciones simples y normales de cada día, que validaban los milagros que nos ocurrían entonces de manera habitual. Sólo cuando me desperté del mundo «normal» pude mirar atrás y ver que estos «milagros» habían sido nuestros todo el tiempo.

Empecé a sentir en el corazón que *Flash* no sólo veía el día de Navidad, sino que veía brotar las flores en primavera. Aun así, supe ser modesta y hablar sólo con aquellas personas que podían entenderme.

Flash llegó al día de Navidad como tanto había deseado con apenas esperanza. Y en Nochebuena, cuando me arrodillé en el hielo y la nieve con *Flash* en mis brazos para colgar los tres colgantes en *Lauren*, tenía lágrimas en los ojos… pero eran de asombro y gratitud, no de pena. En casa de mi madre levantó la alfombra rodeado de papel de envolver tal y como había imaginado, y sentí no sólo la alegría de la Navidad, sino también una admiración silenciosa ante la presencia de los milagros que son nuestros cada día.

Ahora es abril y *Flash* está viendo brotar las flores. Si antes andaba a trompicones y arrastraba las patas traseras, ahora corretea en nuestros paseos, come porquerías del jardín y husmea entre los tulipanes. Y todo el mundo dice que «es un *milagro*».

Sé que vivimos en la gracia de los milagros, los cuales deseo que se extiendan a los años venideros porque son una garantía de tranquilidad que se apodera de mí como un consuelo. Pero no puedo decidir el futuro, y los perros me han enseñado no sólo a vivir en el presente, sino a amar el momento en el que estoy. Cada nuevo día es un día que apreciar, un día que jamás volverá a nosotros. Y cada nuevo amanecer que me doy la vuelta para ver cómo respira con dulzura junto a mí es otro milagro conmovedor.

Donde un cirujano me hirió, otro me curó

por Susan Snow

En abril del 2006 me diagnosticaron un cáncer en estadio IV y me dieron dos meses de vida. Un cirujano me abrió y vio que no podía extirpar ninguna parte del tumor, de modo que el siguiente tratamiento fue quimioterapia por vía intravenosa y luego radioterapia y quimioterapia por vía oral. Después de mi cuarto tratamiento agresivo de quimioterapia me realizaron una tomografía computarizada para hacer un control del tumor y vieron que no quedaba nada de él; había desaparecido por completo en el plazo de dos meses.

En diciembre del 2006, me sometí a una última operación, esta vez llevada a cabo por un cirujano colorrectal, distinto del primero que me había operado, y cuando me abrió para extirpar cualquier resto del tumor que pudiera haber vio que no había nada. Los resultados volvieron a mostrar que no quedaba ningún resto del cáncer.

Tras saber que todos los indicios de cáncer habían desaparecido tuve que volver con el primer cirujano para quitarme el portacath. Con entusiasmo, le dije que todo iba bien, que no quedaba rastro del cáncer, que había desaparecido por completo. Justo cuando estaba a punto de hacerme una incisión, dijo:

—Bueno, podría reaparecer. Podría irte al hígado, a los pulmones, al páncreas.

De no haber sido porque estaba a punto de cortarme lo habría cortado yo a él. En lugar de eso, me mordí el labio, y cuando salí de la consulta estaba totalmente hundida. No había llorado en ningún momento durante mi proceso de cáncer; cada día era positiva, pero ese día un cirujano consiguió que rompiera a llorar.

Más adelante me contaron que cuando mi médico de cabecera y el personal del hospital habían llamado a ese cirujano para consultarle algo desde la sala de urgencias (pues yo iba y venía con fiebre elevada y resfriados importantes a lo largo del tratamiento contra el cáncer), en más de una ocasión les había dicho:

—No os molestéis con ella, sólo le quedan dos meses de vida.

Quería demostrarle a ese cirujano que lo que decía podía matar a las personas, que ser positivo podía curar, y los últimos cuatro años había estado buscando algún modo de hacérselo saber. Puedes imaginar las ideas que se me ocurrieron.

Entonces, conseguí el libro del doctor Siegel –resultó que era el libro que me había dado mi médico de cabecera cuando me diagnosticaron cáncer–. De no haber dado con el doctor Bernie Siegel habría vivido en una cueva, pero allí estaba mi respuesta escrita entre las páginas de su obra. Contacté con Bernie e intercambiamos correos electrónicos de vez en cuando, y donde un cirujano me había herido con sus palabras, otro cirujano me curó con las suyas.

Cuando el año que viene haga cinco años que estoy curada le mandaré los libros del doctor Siegel y, unido al hecho de que todavía sigo con vida, quizás, sólo quizás, lo «pillará». Así que el año que viene iré a la consulta de ese cirujano y le presentaré algo que podría salvar la vida de muchas personas. Las palabras pueden matar, y creo firmemente que las palabras del doctor Siegel también lo curarán a él.

Ahora tengo un centro de información sobre cáncer en mi granja y he creado una página web sobre cáncer para dar esperanza a las personas y ayudarlas a obtener financiación e información acerca de todo lo que necesiten. Hay días en los que me pregunto por qué me metí en todo esto, y creo que fue para dar esperanza a los demás y porque realmente me han bendecido. Los milagros ocurren cada día, sólo que algunos días quizás tenemos que fijarnos más para verlos.

No esperes

por Sandra Lewis

Cuando era más joven y estaba relativamente intacta por la tragedia o el dolor, creía que los milagros sucedían al azar, por obra de Dios, a personas en situaciones imposibles. Estos milagros eran poco habituales —o por lo menos rara vez se hablaba de ellos— y parecía que nunca le ocurrían a nadie que conocía. Tenía un vecino que estaba muriendo de cáncer; conocía a una familia cuyos hijos eran una fuente interminable de problemas y preocupaciones; un hombre de la localidad había perdido su trabajo y se había suicidado. A estas personas no se les había presentado ningún milagro. Asumí, entonces, que las formas misteriosas de Dios eran eso —misteriosas— y que era sumamente improbable lograr que ocurriera un milagro en la vida. Para mí no era del todo desconcertante, pues tenía una vida rica y plena. Los problemas eran desconocidos para mí y el rumbo de mi vida parecía estar felizmente establecido.

Hace seis años era médica homeopática, vivía con mi marido y tenía dos niños, y sentía la satisfacción que uno siente cuando la vida trascurre como «como debe ser».

Dos años después el panorama cambió para siempre cuando a uno de mis queridos hijos le diagnosticaron una grave enfermedad crónica para la cual la medicina convencional no tenía ninguna solución aceptable. Me volqué en la investigación y en la creación de una red de contactos científica y holística, en busca del santo grial que erradicase el sufrimiento y el dolor de mi hijo con objeto de recuperar la sensación de paz y «normalidad» con la que anteriormente me había sentido segura. Con la provisión de incontables remedios, suplementos, dietas especiales y consultas médicas y alternativas, mi hijo mejoró de forma gradual a pesar de que los síntomas persistieron, y con ellos la constante amenaza de la llegada de días peores. Sin embargo, poco a poco empecé a permitirme un prudente optimismo que terminó de forma estremecedora cuando a mi otro hijo le diagnosticaron la misma enfermedad. Mi sentido de la normalidad, el control, la «justicia» y la comprensión acerca de cómo se «suponía» que debía de ser el mundo se hizo añicos, y este nuevo paradigma me llevó a enfrentarme a quién soy en realidad, qué soy capaz de hacer y cómo es –y puede ser– la vida. Esta nueva realidad demostraría ser el principio de una nueva forma de entender la vida que pondría fin alegremente al misterio que rodea los «milagros».

Sin embargo, en la quietud, y a pesar de que estaba inmersa en la autocompasión y una confusa desesperación, poco a poco empezó a clarear. ¿Había utilizado todo lo que tenía al alcance y hecho todo lo que podía para ayudar a mis hijos a curarse? ¿O estaba perdiendo la fe demasiado pronto, sin darme cuenta de que estaba en la cúspide de un importante descubrimiento? Si realmente existían los milagros, ¿había puesto los cimientos suficientes para crearlos o atraerlos? Sentí un impulso de energía y, con él, un atisbo renovado de confianza y esperanza. Busqué entre los estantes de libros de medicina y espiritualidad y vi el rostro del doctor Bernie Siegel en uno de ellos. ¡Por supuesto! Había leído muchos de sus libros y sabía que era un hombre de extraordinario talento y sabiduría. Antes de que perdiera mi coraje recién descubierto le escribí y le expliqué la situación de mis hijos y lo que había hecho por ellos hasta el momento. Le pregunté si sabía de algo que se me hubiera pasado por alto que pudiera ayudar a situar a mis hijos en un camino más seguro.

Volví a sentirme viva y con una nueva sensación de poder, incluso a pesar de que seguía estando sola en mi consulta. Sólo el hecho de haber visto el rostro de Bernie en uno de sus libros me recordó que somos una aldea mundial, que tanto si nos encontramos alguna vez como si no, todos estamos conectados, y esta sabiduría tiene el poder de reavivar nuestro espíritu e iluminar nuestro mayor potencial, permitiéndonos alcanzar nuestros mejores logros. En realidad, no esperaba que Bernie recibiera mi carta personalmente, por eso me sorprendió cuando recibí una cálida respuesta poco tiempo después y, con ella, información y ánimo de varios amigos suyos con quienes se había puesto en contacto por mí. El paradigma había cambiado profundamente y de manera inesperada.

Eso fue hace tres años. Mantuve varias conversaciones con Bernie y sus amigos y, al cabo de un período de tiempo bastante corto, mi vida volvió a orientarse hacia una nueva y maravillosa dirección en la que aprendí que el verdadero milagro yace en el interior de todos nosotros. Volví a configurar mi búsqueda de respuestas, rompí los muros de la resistencia, entrelacé una gran variedad de opiniones, investigaciones, conocimientos y experiencias y diseñé un plan. Mis queridos y valientes hijos han estado sanos durante tres años y ya no queda rastro de la enfermedad. Ahora, cuando surgen problemas (como sabemos que siempre sucede) recurro a mis recursos internos y me decanto con confianza y amor por la mejor solución posible. El «no» nunca volverá a ser una respuesta válida.

Bernie me escribió en una ocasión: «Cuando tienes un parto prematuro, Dios aparece…, pero cuando tienes un embarazo a término debes estar preparada para tu propio renacimiento». Así pues, sigue el efecto dominó: he cambiado de carrera profesional, he escrito y publicado un libro y me he convertido en *coach* –he elegido dedicarme a ayudar a otras personas a solucionar sus asuntos vitales y descubrir su poder oculto–. Como puedes ver, he aprendido que los milagros no son algo por lo que debamos esperar. En todo momento existe el potencial para que ocurran milagros. Los ingredientes más importantes para hacer realidad estos milagros –el amor, el coraje y tener siempre presente que todos estamos conectados– yacen en nuestro interior. Creo que son las únicas tres cosas que necesitamos para crear milagros cada día. Cuando nuestro corazón está abierto a las posibilidades y al amor y despertamos nuestro coraje, nos abrimos a las posibilidades de nuestros propios milagros y con nuestro ejemplo enseñamos a los demás.

De tener dolor crónico, a correr una maratón: la historia de mi viaje milagroso de curación

por el DR. MARK WILLIAM COCHRAN

—*Sobre una escala del uno al diez,* siendo el uno ausencia de dolor y el diez un dolor insoportable, ¿con qué nota puntuarías el dolor que sientes hoy?

Era la enésima vez que oía esa pregunta. A causa de mi batalla en curso contra el dolor crónico, llevaba un tiempo respondiendo con números bastante altos. Sin embargo, había decidido que era el momento de cambiar.

—Lo siento, no voy a responder más a esa pregunta –contesté–. No estoy aquí por mi dolor; estoy aquí por mi salud.

Ese año, 1999, era estudiante del Palmer College of Chiropractic. Mi médico, que era estudiante de quiropráctica, arqueó las cejas. Proseguí:

—Tan sólo ajústame la columna para poder seguir con mi vida. De ahora en adelante, centrémonos en mejorar mi salud en vez de luchar contra mi enfermedad.

Me gustaría poder decir que después de mi epifanía se abrió un claro en las nubes, un rayo de luz divina me iluminó, di un salto de la camilla quiropráctica y salí bailando por la puerta, liberado del dolor para siempre. Pero no sucedió eso. Tuve dificultades para ponerme en posición vertical y salí arrastrándome por la puerta igual que había llegado: con una cojera lenta y dolorosa. Aun así, en aquel momento, tras aquella declaración, un tenue rayo de luz divina en mi interior comenzó a brillar entre las nubes del dolor, el miedo y la desesperación.

Durante los últimos dieciocho años –desde que tenía veintitrés años– había estado librando una batalla sin tregua contra la artritis inflamatoria. Sentía que el dolor me había arruinado la vida. En vez de disfrutar de las actividades recreativas que tanto me habían gustado, la artritis me había mantenido al margen. En lugar de estar patinando con mi hijo, estaba en mi sillón reclinable. La artritis me había robado la alegría, el sueño, la intimidad y el éxito, y me había obligado a renunciar antes de tiempo a mi carrera en el cuerpo de la Marina, una profesión que me encantaba. En mi batalla para derrotar la enfermedad, recluté a todos los aliados que pude encontrar: la medicina convencional, los remedios herbarios, la quiropráctica, la acupuntura, las regresiones a vidas pasadas, el extracto de mejillón de labio verde neozelandés..., sólo por mencionar algunos. Con todo, cuanto más luchaba, más intenso parecía ser el sufrimiento.

A medida que progresaba mi viaje agonizante, empecé a leer las obras de maestros curanderos de nuestros tiempos y de antaño. Cada libro me beneficiaba y expandía mi horizonte de alguna manera. El libro que más me cambió la vida, el que alcanzó lo más profundo de mi alma y me dejó una mayor sensación de poder, fue *Peace, Love & Healing* de Bernie Siegel. Las reflexiones de Bernie sobre la autoestima y la paz interior me alentaron a dirigir la mirada a mi interior, y fue allí –en lo más profundo de mi interior– donde finalmente vi la luz al final de mi largo, oscuro y doloroso túnel.

Como estudiante de quiropráctica, había aprendido acerca de la magnífica Inteligencia Innata que es inherente a todo ser vivo. Encontré profesores maravillosos que me ayudaron a modificar mi enfoque para que, en lugar de luchar contra el dolor, liberara mi glorioso potencial humano. Desde el momento en el que decidí no volver a puntuar mi dolor sobre una escala del uno al diez, dejé de luchar y comencé a amar cada aspecto y manifestación de mí mismo y a considerarme un ser hermoso y perfecto.

Ahora, adelanto hasta septiembre del 2005. En mitad de otro recrudecimiento de la artritis, una mañana me desperté y me sentía... distinto. Todavía sentía dolor pero, de algún modo, en mi interior notaba que algo había cambiado. La nueva consciencia que había empezado a echar raíces los años anteriores finalmente estaba floreciendo en el plano físico. A lo largo de las siguientes semanas, el dolor remitió mucho más rápido que en cualquier recrudecimiento de la enfermedad que hubiera tenido anteriormente. En mayo del año siguiente me apunté a una marcha que se celebraba en Spokane, en Washington, llamada Lilac Bloomsday Run. Muchas de las cincuenta mil personas que se habían apuntado a la marcha de Bloomsday decidieron hacer el recorrido entero de doce kilómetros. A mis compañeros de marcha y a mí nos designaron a un «Grupo Lilac» de color distinto, que empieza a marchar cuando ya han salido los demás corredores. Mientras cogía sitio al frente del Grupo Lilac, decidí intentar correr –sólo un poco– para ver cómo me sentía. Fugazmente barajé la idea de intentar correr un kilómetro, pero inmediatamente descarté esa idea tan absurda. «Haría falta un milagro para que corriera tanta distancia», pensé.

Empecé a correr y me sentí bastante bien. Ese primer kilómetro llegó y pasó, y seguí corriendo. Antes de que pudiera darme cuenta había trotado hasta sobrepasar la marca de dos kilómetros, luego la de cuatro… y seguí corriendo seis kilómetros más hasta que me detuve y caminé durante una corta distancia. Cuando crucé la línea final, había corrido unos diez kilómetros de una marcha de doce kilómetros. Cruzar esa línea final fue uno de los momentos más emocionantes de mi vida. ¡Fue la primera vez en veinticinco años que había corrido seis kilómetros sin parar y la primera vez que había corrido en once años!

Empecé a correr otra vez y me convertí en triatleta. Al año siguiente, a mis cuarenta y nueve años, terminé dos triatlones, uno de ellos el Grand Columbian de ciento trece kilómetros, que consistía en dos kilómetros de natación a mar abierto, una vuelta ciclista desafiante y empinada de noventa kilómetros y una carrera sofocante de veintiún kilómetros. A los cincuenta años empecé a hacer *snowboard* y, a los cincuenta y uno, me apunté a la liga de balón prisionero, donde era veinte años mayor que casi todos los demás de la liga. ¡Sí, balón prisionero! ¡Y todavía tengo fuerza!

¿Existen las curas milagrosas? Por supuesto que sí: en nuestro interior.

Nunca digas nunca

por LAURA CALLERO

Soy una superviviente en el verdadero sentido de la palabra. Ahora tengo cincuenta y un años, estoy casada y tengo tres hijos excepcionales. Mi historia empezó en 1989. Era la imagen perfecta de una persona sana y feliz. Estaba casada, tenía una vida feliz y viajaba por todo el mundo. Acababa de terminar la carrera de Derecho, tenía un trabajo fantástico y hacía muchos viajes de trabajo. Estaba en perfecta forma física. Y, de pronto, pasó. Padecía intensos dolores de espalda y de cabeza y me diagnosticaron (después de dos largos años de diagnósticos erróneos) astrocitoma medular: un tumor de veinte centímetros en la médula espinal.

Fui a UCLA a ver a Norman Cousins y me habló de Bernie. Leí los libros de Norman y me grabó una cinta de hipnoterapia. Compré los libros y las cintas de Bernie y las escuché durante horas, tanto antes como después de mi operación. Tras operarme en 1990, me dijeron que en tres meses estaría muerta. La operación había durado doce horas y me había paralizado el lado derecho del cuerpo. Estuve en el hospital durante casi cuatro meses. Todos mis amigos me adelantaron y realizaron la oposición para abogado del Estado; yo no. Estaba postrada en la cama y tuve que volver a aprender a escribir y a caminar.

Pero los milagros estaban por venir. Con gran fortaleza mental, me levanté de la silla de ruedas, me fui a hacer los exámenes de la oposición para abogado del Estado y los aprobé. Luego empecé a caminar con un bastón de cuatro apoyos, más adelante sólo con una abrazadera y ahora camino sin nada. Siento dolor de vez en cuando, pero nunca digo nunca.

Atribuyo mi supervivencia al hecho de no haberme rendido y a los guías que me han acompañado a lo largo del camino: Bernie, Norman y mi leal marido, Chris. Los milagros *sí* ocurren... cada día... cada minuto. Ahora soy un ser humano y no un «hacer humano».

El obsequio de los milagros

por STACEY CHIEW

Las experiencias que he vivido me han ayudado a cultivar una conciencia que me ha permitido comprender con más profundidad por qué suceden los milagros en nuestra vida. Algunos dicen que no son más que casualidades, cuestiones de suerte o coincidencias. Pero creo que esta sincronización de situaciones ocurren para beneficiarnos, orientarnos y ayudarnos a crecer.

Durante la época más desafiante de mi vida a mi hijo de seis años le diagnosticaron leucemia. Esperaba que la medicina contemporánea lo curase y, al mismo tiempo, quería más de lo que podía ofrecerme. Estaba buscando el ingrediente que faltaba, esa pieza desaparecida del rompecabezas que pudiera completar el dibujo. Pasé un tiempo cavilando sobre las causas de la enfermedad; eso parecía ayudarme un poco.

Tenía cierto conocimiento de la medicina alternativa, y me ayudó a recuperar un poco el control de mi vida cuando sometieron a mi hijo a un estricto régimen de tratamiento. Pero mi deseo de saber más me llevó a un conjunto de casualidades que terminaron reorientándome a mí y a mi hijo hacia la puerta del bienestar.

Me pasaba horas buscando temas sobre cáncer que pudieran dar con una cura para la enfermedad. Ya fueran hechos científicos, enfoques naturistas, temas de nutrición o cambios en el estilo de vida, estos temas aleatorios llamaron mi atención. Sólo el Gran Planificador podría haber organizado coincidencias tan maravillosas. Leía los libros adecuados y hablaba con las personas oportunas. Este conjunto de situaciones me ayudaron a expandir mis conocimientos, desde la quimioterapia hasta la alimentación y la nutrición, desde la sanación del cuerpo y la mente hasta la medicina energética, desde la física cuántica hasta la espiritualidad.

Las historias que explicaba el doctor Bernie Siegel eran mi material de lectura favorito. Especialmente su presentación contemporánea del conocimiento esotérico, donde describía la naturaleza multidimensional del hombre utilizando la ciencia, la filosofía, la psicología y la espiritualidad, demostrando un profundo conocimiento de la humanidad así como también de la medicina.

A raíz de escribir a Bernie y de leer sus libros pude comprender los muchos aspectos de la inteligencia creativa del cuerpo y más. Su mensaje era sencillo pero poderoso: en lugar de conformarnos con una vida menos satisfactoria, podemos trasformar nuestra vida en una vida valiosa. Las enfermedades, los desastres, las disfunciones, las dificultades y los problemas son simplemente una llamada desde el interior del corazón para realizar un cambio de imagen en la vida. Bernie lo llamaba renacimiento.

Bernie me ayudó a reconocer que la sanación es algo muy íntimo, espiritual y personal. Fuera no hay mejores respuestas que las que podemos encontrar en nuestro interior. No existe una solución única que funcione bien a todos. Cada uno de nosotros vive una experiencia única. Sin embargo, los milagros ocurren cuando aplicamos y ponemos en práctica las enseñanzas que pueden ayudarnos. Aprendí que, a fin de curar a mi hijo, primero debía curarme a mí misma y reemplazar todos los pensamientos y las emociones perjudiciales por ideas constructivas que me permitieran a mí y a mi hijo vivir del modo que queríamos. Exploré los múltiples factores que contribuyen al bienestar. Era consciente de que buscar un culpable para todas las cosas no contribuía a nada excepto a añadir más elementos negativos a nuestra situación. No servía para nada en lo relativo a curar a un niño enfermo de cáncer.

Así que aprendí a observar desde muchas perspectivas, aprendí a escuchar de verdad las necesidades de mi hijo, aprendí a confiar en mi intuición, a tomar decisiones beneficiosas para nuestras circunstancias y a proteger el mayor interés de mi hijo. En vez de estar angustiado y aterrado, se volvió cada vez más valiente. Atravesó su tratamiento con pocos efectos secundarios. El tratamiento terminó a mediados del 2009 y todavía hoy goza de buena salud y saca buenas notas en la escuela.

Así como las flores sólo brotan a la luz del sol, los milagros requieren de esfuerzo. Requieren el esfuerzo del amor, de la fe, de la paciencia y de la esperanza. Muchas veces considero que Bernie es un regalo enviado por el misterioso universo para responder a lo que tenía en la mente. Él tiene la magnífica pieza que falta del rompecabezas. Sé que puede parecerte extraño, pero deseo tener una vida llena de milagros.

Reflexión sobre los milagros

Estos escritores personifican la conducta de supervivencia consistente en acción, sabiduría y devoción. No se quedaron sentados esperando, sino que buscaron ayuda. Saben que puedo ayudarlos, pero que no puedo hacerlo por ellos; son ellos los que deben albergar el deseo y la intención. Se esforzaron por descubrir los conocimientos que había a su alcance y también tuvieron fe en sí mismos y en todos los involucrados, así como en una fuente superior. No esperan a que la suerte cambie, sino que se esfuerzan de forma ardua para cambiarla.

Estoy orgulloso de decir que, a raíz de sus vivencias y de lo que su perro le enseñó, Kay Pfaltz es casi tan buena como sus perros. En primer lugar, debo decir que los médicos no comprenden que las palabras pueden convertirse en espadas y matar, o convertirse en un bisturí y curar. Cuando quitamos la esperanza podemos matar a las personas que no albergan la intención ni el deseo de intentar sobrevivir a pesar de los pronósticos y las estadísticas. Sin embargo, si podemos aceptarlo y entregarnos, encontramos la paz y una gracia asombrosa.

Susan Snow lo comprendía; comprendía que existe la posibilidad de los milagros y que ninguno de nosotros somos una estadística. A veces se necesita un esfuerzo para que ocurran, pero ¿qué podemos perder? Susan tuvo el coraje de decir que no a una figura de autoridad, aceptó el desafío de la vida y vio nacer una nueva identidad. Sé de muchos pacientes que se marcharon a su casa y murieron cuando escucharon los mismos pronósticos que estos escritores, pero también sé de muchos otros que se pusieron furiosos y resolvieron superar las expectativas. A la mayoría de ellos les encanta quedar con los médicos que les dieron un pronóstico negativo y recordarles que, a pesar de lo que dijeran o creyeran, todavía siguen con vida.

Laura Callero es el ejemplo clásico que ilustra la conducta de supervivencia y cómo hacer que ocurran los milagros. En primer lugar, la acción: acude a ver a Norman Cousins. Siempre admiro a las personas de cualquier parte del mundo que me encuentran, o que encuentran a otros médicos, y les digo que van a superar las expectativas debido a su personalidad y su conducta. En segundo lugar, la sabiduría: lee libros y escucha cintas y expande su conocimiento y sabiduría en relación con su salud y bienestar. Su deseo e intención alteran su estado y capacidad física, y comprende que está en busca de su potencial.

La familia de Sandra Lewis no estaba preocupada por hacerlo mal y no experimentar una mejora, sino por su potencial y por lo que podía conseguir con la información, la inspiración y las acciones adecuadas. No se trata de sentir culpa y lástima por no haber hecho lo correcto, sino de dar un paso adelante, arriesgarse y vivir. Sandra utilizó el problema, aprendió a raíz de lo que estaba haciendo por solucionarlo y escribió su propio libro para ayudar a los demás a ser más fuertes en los momentos débiles.

Cuando podemos aceptarlo y entregarnos, encontramos la paz y una gracia asombrosa. Recientemente la investigación ha demostrado que los remedios homeopáticos pueden matar las células cancerígenas. Estamos estudiando la curación energética del cáncer y otras enfermedades a medida que cada vez más médicos abren la mente a otras posibilidades y las estudian en vez de rechazarlas y negarse a aceptarlas.

Cuando Mark Cochran sentía mucho dolor y dejó de «luchar contra la enfermedad», lo cual da poder al enemigo, para curar su vida y su cuerpo, fue cuando empezó el verdadero cambio. Como dijo la madre Teresa: «No voy a asistir a una manifestación contra la guerra, pero si alguna vez hay una manifestación por la paz, avísenme».

Cuando leí la historia de Stacey Chiew sentí que nos mostraba que todos somos posibles milagros.

Estos escritores pasaron a la acción y se convirtieron en el milagro, y se merecen el mérito. No se trata de fracasar o de quedar discapacitados, sino de nunca decir nunca. Si nos consideramos seres humanos capaces de vivir y amar y de no juzgarnos ni compararnos con los demás ni con lo que es «normal», descubrimos que somos el todo y que estamos completos y lo sabemos, al margen del estado en que se halle nuestro cuerpo.

Cuando las personas dejan de preocuparse por las estadísticas pueden dedicar la energía a su potencial y a los logros que pueden alcanzar con la información, la inspiración y las acciones adecuadas. Pueden dar un paso adelante y arriesgarse.

¡Abre tu mente a todas las posibilidades y cree en ellas!

Capítulo Nueve

Milagros cotidianos

Nuestro verdadero hogar está en el momento presente. Vivir en el presente es un milagro. El milagro no es caminar sobre el agua. El milagro es caminar sobre la tierra verde en el presente, apreciar la paz y la belleza que reinan ahora.

THICH NHAT HANH

Mi querida amiga Elisabeth Kübler-Ross siempre decía: «Bernie, no existen las coincidencias». Estoy completamente de acuerdo con Elisabeth porque estamos creando nuestro futuro con cada decisión que tomamos a diario.

No conocemos a extraños; conocemos a personas que estaban destinadas a estar en nuestro camino por la vida. Hace varios años, acababa de terminar de escribir una de mis obras, *Buddy's Candle,* y estaba paseando con nuestro perro *Furphy* cuando escuché una voz que decía: «Ve a la perrera». He aprendido a escuchar la voz y sus instrucciones, así que nos dirigimos a la perrera. Cuando entré, había un perro sentado allí y la voz me preguntó: «¿Cómo se llama?». Un voluntario de la perrera me dio la respuesta:

—Oh, se llama B*uddy**. Lleva aquí menos de quince minutos. Lo había adoptado una mujer, pero no le ha gustado su comportamiento.

---

*En inglés *buddy* significa «amigo, compinche». (*N. de la T.*)

A lo que dije:

—Estoy aquí para llevármelo a casa.

Ha sido un verdadero compinche y un amigo afectuoso.

Tal vez sueñes con algo esta noche y que lo veas al día siguiente o al cabo de unos años. Cuando dejamos de soñar dejamos de vivir. Entonces no tenemos ningún futuro y sólo vivimos la tediosa repetición del día anterior. Piensa en qué podría acontecer si creyéramos y tuviésemos fe y esperanza.

A continuación hay más de mis historias favoritas sobre milagros cotidianos que nos muestran que las coincidencias no son solamente coincidencias. Hay una forma de hacer visible lo invisible.

Bandit, mi milagro inesperado

por JENNY PAVLOVIC

En enero llevé a mi viejo perro Rusty al veterinario por última vez. Rusty había sido un perro callejero al que habían encontrado en un estado vecino. Lo había adoptado de la perrera del barrio y llevábamos juntos siete años. Sin embargo tenía problemas de hígado, estaba muy enfermo y estaba sufriendo. Por desgracia había llegado el momento de dejar que se marchara.

Después de que el veterinario le pusiera la inyección y *Rusty* muriera sin sufrir, volví a mi furgoneta a buscar a *Rainbow*. Era una perra mucho más joven y enérgica y era amiga de *Rusty* . Dejé entrar a *Rainbow* para que viera a *Rusty* para que no se preguntara qué le había pasado y luego volví a meterla en la furgoneta.

Antes de volver a casa me vi obligada a volver a la clínica y comprarle a *Rainbow* un juguete para masticar. Sabía que se sentiría sola porque era la única perra que teníamos y que necesitaría algo nuevo que la mantuviera entretenida. En la clínica, había un perro pastor ganadero australiano (también llamado boyero australiano) en el mostrador con una mujer que no conocía. Estaba sorprendida porque no solía ver perros ganaderos y nunca había visto uno en nuestro veterinario. Le pregunté a la mujer si podía acariciar a su perro y le dije que acababa de perder a mi perro ganadero mestizo hacía pocos minutos. Me animó a que acariciara a la perra, que se llamaba *Opal,* y me dijo que tenía una cría de pelo rojo en la furgoneta. Era la última de la camada y necesitaba un nuevo hogar, pues las personas que tenía en la lista de espera buscaban cachorros de pelo azul. Le dije que tenía a *Rainbow*, otra mestiza roja, en la furgoneta y que en casa nos gustaban los rojos.

Ni siquiera había pensado de qué raza iba a ser mi próximo perro. *Rusty* era muy viejo, pero hacía poco que había mostrado síntomas de estar enfermo. La mujer, Louanne, me dijo que mientras iba en su furgoneta hacia la clínica la había invadido una sensación placentera de que el cachorro de pelo rojo pronto iba a encontrar un nuevo hogar. Se ofreció a traerlo para que me conociera. Al principio me opuse, alegando que en aquel momento no podía tomar una decisión sobre un nuevo perro y que *Rainbow* probablemente estaría disgustada por la muerte de *Rusty*. No sabía cuántas emociones más podría soportar mi corazón ese día. Pero Louanne trajo el cachorro rojo y, para mi gran asombro, tenía la misma cara roja y las mismas orejas rojas que Rusty.

Era un cachorro muy bueno, audaz y juguetón y me agradó de inmediato. Él y *Rainbow* se entendieron desde el principio. No quería tomar una decisión presa de mis emociones, así que le pedí referencias a Louanne. *Rainbow* y yo necesitábamos llorar la pérdida de *Rusty*. Estaba agotada y necesitaba tiempo para pensar. Louanne y yo intercambiamos información y *Rainbow* y yo nos fuimos a casa. Seguí pensando en ese cachorro rojo y sentí como si nos perteneciera. Estaba claro que *Rainbow* necesitaba a alguien con quien jugar. Hice mis deberes, me puse en contacto con las referencias que me había dado Louanne y dos semanas más tarde *Bandit* se unió a nuestra familia.

Lo más sorprendente es que, al principio, había quedado con el veterinario para que viniera a casa al final del día y sacrificara a *Rusty*. Pero de pronto *Rusty* estaba sufriendo tanto que no quise hacerle esperar, y lo llevé hasta la clínica. Louanne vivía a una hora en coche y no era la clínica a la que iba normalmente. La habían remitido a mi veterinario para realizarle una prueba especial a *Opal*, y se había llevado al cachorro *Bandit* para dar una vuelta. Si no hubiera vuelto para comprarle un juguete a *Rainbow*, *Opal* no hubiera llamado mi atención en el mostrador y no habría conocido a Louanne ni a *Bandit*. Creo que la secuencia de acontecimientos que me acercaron a *Bandit* no fue una casualidad. Con su dolor, *Rusty* me había acercado al único cachorro rojo de pastor ganadero australiano que había en muchos kilómetros. *Bandit* era el regalo que *Rusty* nos había hecho a *Rainbow* y a mí para ayudarnos a superar el dolor de su pérdida. Creo que experimentamos un milagro cotidiano y que *Bandit* estaba destinado a estar con nosotros. Mi madre dice que ese día «Dios nos hizo un guiño».

El nombre oficial de *Bandit* es: «Refugio Inesperado». Con sus travesuras de cachorro y sus bobos pollos de goma, nos devolvió la vida a *Rainbow* y a mí. Me enseñó que a veces los mejores amigos nos encuentran cuando menos lo esperamos, y que es importante prestarles atención. Debemos aprovechar una buena oportunidad cuando la veamos porque la vida es demasiado corta y puede que no volvamos a tener una segunda. *Bandit* ha sido un compañero maravilloso, ha encajado perfectamente con mi personalidad y me ha enseñado mucho sobre la vida. Es mi milagro cotidiano e inesperado y mi vínculo con *Rusty*.

En Zanussi

por Derrick Sutton

Como persona cuyo sueño era convertirse en un escritor publicado, creo que la palabra *milagro* podría resumirse en mi encuentro fortuito con un completo desconocido en mitad de un bosque; un encuentro que me acercaría mucho más a mis ambiciones literarias.

Antes de este extraño episodio era alguien totalmente cínico; creía que los milagros eran una farsa. Mi inquebrantable escepticismo había surgido a raíz de siete letras que todavía hacen que me recorra un escalofrío por la espalda: Zanussi.

Cuando tenía ocho años tenía un buen amigo llamado Joe. Joe era unos años mayor que yo y, naturalmente, su edad lo convertía en un experto oficial sobre la vida, el universo y todo lo demás. Como Joe no era un adulto, me empapé de su sabiduría con una atención absorta que mis profesores creían completamente ausente.

Un día de verano volvíamos de buscar los nuevos cómics de Spiderman de la tienda del barrio cuando Joe me contó en susurros la historia de Zanussi. Al parecer, Zanussi era un planeta que sólo podían visitar los niños; los adultos tenían la entrada prohibida.

El planeta Zanussi tenía las últimas ediciones de todos los cómics del mundo y eran completamente gratis, igual que las bebidas, que consistían en Coca-Cola y, casualmente, en todos los refrescos favoritos de Joe; para el desayuno y la cena las opciones eran minimalistas y podían ser chocolate, patatas fritas o pastel. En Zanussi no había escuelas y uno podía hacer lo que quisiera siempre que quisiera, siendo el único límite la imaginación.

Las naves partían el próximo fin de semana y Joe me preguntó si estaba interesado en ir. Apenas podía respirar de la emoción y menos todavía responder. De pronto el cielo era mucho más azul.

—¿Y mis padres? Quizás no me dejen ir...

—No se lo digas. No le hables a nadie de Zanussi —me aconsejó Joe.

Al llegar a casa, me las arreglé para no hablar del tema de Zanussi durante veinte minutos en los que cada segundo estaba cargado de la magia más poderosa.

Mientras preparaba la mochila no podía dejar de mirar a las nubes; quedaban siete días para el despegue.

Cuando informé a mi padre de mi próxima salida y de que tal vez era la última vez que nos veíamos durante un tiempo, reveló sin un ápice de humor que Zanussi era una empresa que fabricaba electrodomésticos.

Después de mucho protestar y de escuchar una paciente explicación, al final acepté que no existía ese lugar y que no iba a embarcar a la nave el siguiente fin de semana. Mi sueño de leer todos los cómics jamás escritos llegó a un cruel y repentino final y mi creencia en los milagros se esfumó como las burbujas de un vaso de Coca-Cola desbravada.

Pero no estaba todo perdido.

Casi treinta años después, tras mudarme a una pequeña isla del noroeste del Pacífico a miles de kilómetros de Gran Bretaña y de Joe, sepulté el amargo episodio de Zanussi y recuperé la fe en los milagros.

Mientras esperaba la tarjeta de residencia permanente en Estados Unidos por orden del Gobierno estadounidense, no podía buscar empleo bajo ninguna circunstancia.

¡Ajá! ¡Has dado en el clavo!

Me dediqué a la holgazanería como los perezosos se dedican a colgarse de las ramas.

Al cabo de varias semanas la total inactividad perdió su atractivo. Me deshice del pijama que llevaba puesto todo el día, de mi peinado irregular (que pasó de moda cuando nuestros antepasados utilizaron las entrañas para adivinar su futuro) y me apunté a un curso en línea sobre marketing en internet.

No sé por qué pero me pareció un tema fascinante.

Mi mujer tenía una tienda de joyería en línea, de modo que empecé a poner en práctica con su tienda algunos de los temas y pronto empezó a aparecer en las primeras posiciones de los motores de búsqueda.

En cuanto el Gobierno puso fin a mi inactividad forzosa, escribí y vendí varios libros electrónicos para ayudar a otros artistas a comercializar sus obras por internet. Los libros se vendieron con bastante éxito y obtuvieron fantásticas críticas. ¡Estaba en la luna!

Un día, mi mujer y yo fuimos a pasear por un bosque cercano con mi tía, que estaba de visita. El bosque consistía en una gigantesca red de senderos y caminos con nombres aparentemente dulces como «Cumbres borrascosas» (una cumbre casi vertical y un lugar de un horror indecible para los holgazanes en fase de recuperación).

De pronto, de la nada (o quizás de la imaginación de Jim Henson) apareció en el camino un larguirucho y animado perro sabueso seguido de su dueño.

—¿Qué raza de perro es? –pregunté.

Empezamos a hablar y descubrí que estaba en compañía de otro escritor. Fue una coincidencia; el bosque era gigantesco y, aparte de las extrañas babosas y las ardillas listadas, no habíamos visto ninguna otra alma a lo largo de nuestro paseo. Intercambiamos detalles y me invitó a su grupo de escritores.

Me explicó que un generoso agente literario que estaba dispuesto a ayudar a los demás a expandir sus obras y su creatividad había fundado «Just Write».

Existe un poder único y milagroso que puede invadirnos cuando nos rodeamos de las personas que comparten nuestras esperanzas, sueños y pasiones; con una energía recién encontrada, empecé a escribir una novela.

Fue entonces cuando las últimas piezas del rompecabezas encontraron su lugar.

A las pocas semanas de apuntarme a «Just Write», recibí un correo electrónico del director de una editorial internacional. Habían visto mis libros digitales y tenían interés en publicarlos; el editor me preguntó si tenía un agente...

La respuesta fue que no, ¡pero sabía a quién pedírselo!

Ser un escritor publicado era algo que había soñado toda mi vida, pero antes de ese momento apenas sabía nada relativo al protocolo que había que seguir para negociar con un editor o encontrar un agente literario.

Si no hubiera sido por ese paseo casual por el bosque y por un perro sociable que inspiró un encuentro fortuito, quizás nunca habría encontrado esta maravillosa oportunidad.

Había recuperado la fe en los milagros: había encontrado el planeta Zanussi.

De regreso a casa

por ANNMARIE B. TAIT

Ningún niño de seis años esperando a Papá Noel ha estado jamás tan emocionado como lo estaba yo mientras metía cada artículo en la maleta. Después de dos años en el Complejo Naval de Centerville Beach en Ferndale, en California, mi marido Joe y yo volvíamos a nuestro hogar en la Costa este; sin embargo, un rápido salto a casa no era lo nuestro, así que planeamos un viaje en carretera de cinco mil kilómetros cuyos atractivos harían llorar a cualquier trazador de mapas TripTik sobre el planeta.

En 1986 nuestros activos se limitaban a juventud, entusiasmo y una actitud positiva, mientras que nuestros pasivos presumían de longitud y volumen.

En el primer puesto de la lista estaba nuestro Pontiac LeMans, cuyo apogeo llegó alrededor de la misma época en la que Neil Armstrong dio un gran salto para la humanidad. Sin embargo, el LeMans era fiable: feo, descolorido, sin aire acondicionado ni radio, pero fiable. Se había ganado la medalla de fiabilidad hacía dos años, cuando atravesamos el país por primera vez. Pero nuestro primer viaje fue apresurado, y esta vez estábamos resueltos a disfrutar de cada centímetro de terreno entre California y Filadelfia.

Con la juventud, el entusiasmo y esa actitud positiva que invadió la mayor parte del espacio en el asiento trasero, la prudencia desapareció por la ventana. Así, emprendimos el viaje por la Ruta Sur 101. La primera parada fue San Francisco y el valle de Napa, donde los chocolates Ghirardelli, el barrio de Fisherman's Wharf y la abundancia de viñedos alegraron nuestro último hurra antes de regresar a casa.

Llevábamos tan sólo unas tres horas en la carretera cuando el Le-Mans empezó a manifestar una reacción alérgica a las formaciones terrestres de naturaleza ascendente. En realidad no se negaba a subir; simplemente manifestaba una clase de tos durante su ascenso hasta la cima de una pendiente, y luego jadeaba durante todo el trayecto cuesta abajo. Cuanto más conducíamos, más difícil le resultaba llevarnos de un lado a otro de una montaña.

Cuando llegamos a San Francisco nos registramos en el hotel, pero la nube gris del «incapacitado» motor había estropeado en gran medida la primera etapa de nuestro viaje tan esperado. Los mecánicos vieron frustrados sus varios intentos de reparación al no poder reproducir los síntomas en una prueba de carretera, lo que dio origen a un misterio de mal agüero que empeoró cada día a medida que recorrimos más kilómetros.

Pusimos en marcha un plan B. A fin de minimizar las molestias que causábamos a los demás conductores en los inminentes adelantamientos en la montaña, decidimos hacer la mayor parte del trayecto más pesado a altas horas de la madrugada. Cada día salíamos alrededor de la una de la madrugada y conducíamos hasta las ocho. Entonces, buscábamos un sitio donde quedarnos, visitábamos el lugar, comíamos algo y nos íbamos a dormir alrededor de las 16:30. Hacia media noche la fiesta volvía a empezar.

Nuestra actitud positiva decaía con cada pendiente que lográbamos superar. Pero ¿esperanza? Retuvimos la esperanza atada y bien atada. Nunca fue más aparente que a primera hora de una mañana cerca de Reno. Se avecinaba ante nosotros una pendiente empinada de la Ruta 80 cuando vimos que una pequeña pero potente autocaravana se acercaba a nosotros por detrás. En ese momento deseábamos con todas nuestras fuerzas que el conductor retrocediera; en cambio, avanzaba cada vez más hacia nosotros. Al fin llegamos a un arcén en la carretera y nos apartamos a un lado con un suspiro de alivio, esperando ver al conductor adelantarnos rápidamente, dejando a su estela uno o dos gestos menos que amigables.

Para nuestra gran sorpresa y creciente ansiedad, el conductor se detuvo detrás de nosotros, salió de su autocaravana y vino en nuestra dirección. En lo único que podía pensar era en el tiempo que tardaría la guardia de tráfico en encontrar nuestros cuerpos y en lo que haría el hombre para que pareciera que había sido un accidente. Puedes imaginar el alivio que sentí cuando vi que sonreía. Lo creas o no, este caballero, que se presentó con el nombre de Tom, era un diseñador jubilado del modelo Pontiac que resultó ser uno de los diseñadores del Pontiac LeMans.

Según Tom, nuestro nuevo mejor amigo, el Pontiac LeMans funcionaba con un sistema de combustible que requería de dos conductos. Uno de los manguitos llevaba combustible al motor, mientras que el otro devolvía el exceso al depósito. De este modo ahorraba gasolina. Funcionaba de maravilla durante años pero se deterioraba con la edad, y en ese momento el manguito para el exceso de combustible aspiraba la mayor parte del combustible necesario para encender el motor durante una pendiente.

Mientras Tom nos explicaba tranquilamente el problema, nos vi subiendo a un autobús interestatal de la línea Greyhound con todas nuestras pertenencias atadas a la espalda, sin rastro de nuestro entusiasmo y nuestra actitud positiva.

Estoy encantada de informar que Greyhound no nos vendió ningún billete ese día. En menos de cinco minutos Tom se tumbó debajo del coche, taponó el segundo conducto con un lápiz, salió bailando *shimmy* y nos aseguró que se habían acabado nuestros infortunios en el ascenso de montañas. Estábamos con la boca abierta de par en par, estupefactos a causa de toda esa secuencia de acontecimientos.

Quise pagarle, invitarle a un desayuno, pasear a su perro, algo –lo que fuese– pero Tom no quiso saber nada de eso. Simplemente se rio y dijo que nos seguiría durante un tramo para asegurarse de que estábamos bien.

Tal y como había prometido, Tom nos siguió de cerca hasta que llegamos a la bajada. Entonces nos hicimos a un lado y dejamos que nos adelantara. Al pasar por nuestro lado sonrió y nos hizo adiós con la mano, y nosotros tocamos el claxon como muestra de agradecimiento.

Alegremente, circulamos de vuelta a casa por montañas y valles sin la más mínima vacilación. A lo largo del trayecto disfrutamos del parque nacional de Yosemite, el monte Rushmore e incontables vistas más a las que habríamos tenido que renunciar si Tom no hubiese aparecido por nuestro espejo retrovisor.

No creo que este suceso puntúe muy alto en la escala de Richter de los milagros excepto para nosotros, pero estoy bastante segura de que puntúa. De hecho, estoy un poco sorprendida de no haber visto batir pequeñas alas en el parachoques de Tom mientras nos adelantaba y nos hacía adiós con la mano.

Reflexión sobre los milagros

*C*uando tenemos una vida tranquila y dejamos la mente en blanco, podemos escuchar a nuestro verdadero yo; entonces se manifiesta el sendero que debemos seguir para crear la vida que pretendemos vivir. Jenny Pavlovic, en su historia sobre *Bandit*, respondió a sus sentimientos y a su dolor por la pérdida de su perro y se dejó llevar por lo que había de suceder: encontrarse con una persona totalmente desconocida y adoptar a *Bandit*.

Derrick Sutton necesitaba tener fe en Zanussi y finalmente la halló a lo largo del sendero de su vida. Su milagro ocurrió porque nunca dejó de soñar realmente. Puesto que Derrick permaneció abierto a lo que pudiera ocurrir, un nuevo mundo se abrió ante él. No es casual que conozcamos a nuestro guía en el camino que hemos tomado, ya sea real o espiritual. La magia surge cuando seguimos lo que dicta nuestro corazón. Como dijo Yogi Berra: «Cuando llegues a una bifurcación en la carretera, sigue adelante».

Annmarie B. Tait y el conductor que la ayudó a ella y a Joe estaban en el lugar adecuado de manera consciente, de modo que lo hicieron posible. De hecho, me atrevería a decir que el hecho de que apareciera Tom estaba relacionado con el trayecto en el que estaban Annmarie y Joe y, a pesar de sus problemas con el coche, no perdieron la alegría de su viaje y su vida.

Viví una experiencia similar en una ocasión; íbamos en coche al aeropuerto a través de un tramo desierto del Medio Oeste de Estados Unidos cuando pinchamos una rueda. La mujer que nos llevaba dijo que no tenía gato porque su marido lo había sacado del coche, de modo que allí nos quedamos sentados, parados en mitad de la nada antes de la era de los teléfonos móviles. Pero, ¿quién debía aparecer un minuto más tarde? Un joven en una camioneta que sustituyó la rueda pinchada con una rapidez que yo jamás habría podido lograr con todo el material necesario. Salimos de allí y llegamos al avión sin ningún problema.

Silencia la mente, escucha la voz,
haz lo que sientas adecuado,
busca señales que te guíen y observa
cómo empiezan a ocurrir coincidencias y milagros.

Capítulo Diez

Meditación y visualización

El milagro es que si puedes sumergirte en tu sufrimiento como si fuera una meditación y observarlo hasta las raíces más profundas, sólo con observarlo desaparece.

OSHO

La mente es todopoderosa y hace realidad aquello en lo que cree realmente. Existe un poder más grande que necesitamos explorar y en el que debemos creer a fin de que pueda ser aceptado y accesible para todos. Creo que la capacidad de la mente para creer en este poder y conectar con él no es una simple tarea intelectual, sino que implica nuestra consciencia y nuestra verdadera identidad.

Nuestro cuerpo no necesita instrucciones acerca de cómo vivir en el plano físico, pero sí necesita los mensajes adecuados –ser consciente de nuestras sensaciones y del estado de nuestra consciencia–. La meditación es un método por medio del cual podemos dejar de escuchar las tensiones y distracciones de la vida a fin de poder conocer los productos de nuestro inconsciente: nuestros pensamientos y sentimientos más profundos, nuestra conciencia espiritual y la paz de la consciencia pura.

La meditación no es un proceso pasivo sino que, de manera activa, tenemos que centrar la mente en un estado consciente de relajación. Cada día hago meditación y me lo tomo como una oportunidad para centrarme en las bendiciones, en lugar de centrarme en los problemas. Me recuerdo a mí mismo que agradezco estar con vida para poder tener los problemas que tengo. En realidad, se trata de una forma activa de agradecimiento.

Meditamos a fin de estar en contacto con los sueños y las imágenes a través de las que habla Dios y que utiliza para comunicarnos las verdades espirituales y somáticas de nuestra vida de las que debemos ser conscientes. La meditación no sólo consiste en silenciar la mente, sino en liberar la consciencia colectiva con objeto de poder compartir su conocimiento de nuestro pasado, presente y futuro.

La orientación y la práctica de la meditación puede llevar a experiencias fenomenales de unidad e iluminación cósmica. De hecho, no conozco ninguna otra actividad que pueda volver a programar nuestro sistema y mejorar la calidad de nuestra vida hasta tal punto. La meditación y la visualización nos benefician a nivel físico, psicológico y espiritual. No existen límites a la orientación que surge del interior para conectarnos con una mayor consciencia de la creación.

Las historias de este capítulo demuestran el poder de la meditación y la visualización así como los efectos milagrosos que pueden tener en la vida de una persona.

El milagro del alivio del dolor
por LISA OAKS

A los treinta y un años era una mujer atlética que trabajaba en el jardín para relajarse. No sólo trabajaba a tiempo completo, sino que además tenía la fuerza y la energía para hacer cualquier cosa. Era la primera mujer a la que habían contratado en la empresa de alquiler de camiones en la que trabajaba y, puesto que desempeñaba más tareas que una contable, no dejaban de darme trabajo y yo aceptaba todos los retos.

Mientras metía una plataforma rodante en un camión de siete metros, un violento terremoto recorrió toda mi columna. Durante seis semanas estuve arrastrando la pierna izquierda a la espera de que mi médico me dijera algo. Tenía el pie de color gris y morado y, a causa de la insensibilidad de mis piernas, no paraba de caerme en el trabajo.

Cuando finalmente llegaron los resultados de la resonancia magnética, me dijeron que debía someterme a una operación urgente de la columna. Mi marido y yo nos quedamos atónitos. Tras esa operación tuve que someterme a más procedimientos. Después de dos operaciones de la columna, necesitaba una silla de ruedas y un andador, algo que despreciaba. Durante una semana y media estuve paralizada de cintura hacia abajo y me mandaron a casa con un aerosol nasal de butorfanol, lo que obligaba a mi marido y a mi madre a mantenerme sedada y a hacerse cargo de todas mis necesidades. A pesar de que estaba pasando por un infierno tenía mi fe, a mi marido y a mi madre para mantener mi esperanza.

Puesto que los analgésicos no me aliviaban el intenso dolor, durante mis visitas al hospital –que durante un tiempo fueron cada tres días de media– me dieron una inyección de morfina y una caja de pastillas distinta. Al final, deambulando por una enorme tienda de libros en busca de una cinta de autohipnosis que salvara mi cordura encontré el disco *Meditations for Morning and Evening* de Bernie Siegel. Bernie me instruyó para realizar un viaje mental fuera del cuerpo hacia mi lugar favorito. Era completamente novata, pues nunca había utilizado la meditación ni la autohipnosis. Siguiendo las instrucciones de Bernie Siegel para construir un puente hacia mi lugar favorito, oler el aire y escuchar los sonidos –observar los colores– pude trascender mi cuerpo atormentado por el dolor. Y cuando regresaba de mi lugar favorito, siempre me sentía sumamente relajada –en cada músculo, en cada nervio–. Durante las siguientes horas me sentía libre, algo de inestimable valor cuando vives con dolor crónico.

Me salvó la vida porque podía abandonar mi cuerpo, que se hallaba devastado de dolor y debilidad, realizar un viaje y trascender de verdad. Cuando regresaba, me sentía relajada y capaz de controlar plenamente el modo en que mi mente y mi cuerpo reaccionaban al dolor intenso crónico.

Ahora tengo cuarenta y tres años y he trabajado muy duro en la terapia física. Necesité siete largos años para dejar de arrastrar la pierna y el pie y no he podido volver a trabajar. Ahora puedo caminar aproximadamente durante una hora y media, algunas veces más, con un descanso para sentarme. Estas Navidades fue la primera vez en tres años que decoré mi árbol de navidad, y fue una alegría. No existe una cura para la gravedad del daño que he sufrido en la médula espinal y en los músculos circundantes, pero nunca dejaré de tener esperanza. Cada día que siento que me apetece hacer algo, lo hago hasta sentir un dolor insoportable y volver a arrastrar la pierna, pero merece la pena sentir el orgullo que siento. Todavía uso las meditaciones del doctor Siegel para respirar profundamente, relajar el cuerpo y viajar mentalmente a mi lugar favorito.

El poder de la mente

por TINA BRANNON

A los catorce años me diagnosticaron la enfermedad de Hodgkin en estadio III y me dieron tres meses de vida. Sin embargo, tres meses se han convertido en treinta y cuatro años. He superado las expectativas no sólo una vez, sino dos, puesto que hace poco he superado un cáncer de mama en estadio III.

Decidí creer en una fuerza superior al cáncer. Creo en Dios y en el poder de la oración. Creo en los milagros y en el amor que cura. Creo que la mente tiene un poder ilimitado. Utilicé la mente a lo largo de toda mi carrera de atleta. Utilizaba la visualización antes de saber que tenía un nombre. La utilizaba para visualizar el paso de una pelota de *sóftbol* y el cruzado de revés de una pelota de tenis. Visualizaba mi objetivo antes de que la pelota saliera de mi mano. Me paraba para visualizar dónde quería que fuera a parar la pelota. Creía en el hecho de tener una visión, saber lo que uno quería y convertir esa visión en una realidad.

Cursaba segundo de secundaria cuando descubrí que podía utilizar la visualización para combatir el cáncer. Había oído a mis enfermeras hablar sobre un cirujano llamado Bernie Siegel. Estaba en el hospital esperando para comenzar un tratamiento urgente de radioterapia con objeto de reducir un tumor del tamaño de un pomelo que estaba desplazándome la tráquea y obstruyéndome las vías respiratorias. Las enfermeras estaban justo al otro lado de la puerta de mi habitación del hospital hablando con elogios del cirujano. Recuerdo que describían la visión mental de una batalla entre la luz y la oscuridad, la bondad y la maldad. Fue un milagro que alcanzara a oír la deliberación de las enfermeras.

Inmediatamente puse en marcha el águila contra las malvadas células cancerígenas que visualizaba como si de serpientes se tratara. El águila era mi guerrero que planeaba con garbo por encima de todos. En mi mente reproducía cómo el águila bajaba en picado y hacía trizas a una serpiente cada vez. Visualizaba la batalla constantemente mientras yacía en la cama del hospital, me hacían radiografías, pruebas de laboratorio, una agresiva quimioterapia experimental y un tratamiento de radioterapia. En mi mente la guerra era sumamente vívida. Al final, el águila venció.

Cinco años después busqué al cirujano y sus obras. Me encantaba todo lo que aprendía sobre Bernie. Leía entrevistas y seguía todo su trabajo mientras estudiaba la carrera de Medicina. Puesto que he trabajado con pacientes de cáncer durante toda mi vida, proponía los recursos de Bernie y enseñaba a los pacientes acerca del poder de la mente y la técnica de Bernie.

A duras penas sabía que volvería a utilizar los trabajos de Bernie treinta y cuatro años después para combatir el cáncer de mama. Una y otra vez, reproduje en mi mente la misma batalla. Desde entonces no he dejado de hacerlo.

Como atleta, enfermera, defensora del paciente, fundadora de una ONG, fotógrafa y autora, he estado bendecida con la oportunidad de inspirar a muchos a través de mi historia de fe y curación. En fotografía utilizo el marco de una cámara para capturar los momentos. En atletismo, podía utilizar mi timidez para concentrarme en el deporte. Terminé la universidad con un graduado en Biología y trabajé en el campo de la enfermería y la medicina. Ayudé a construir el primer centro independiente de oncología en Oklahoma y posteriormente fundé la Fundación de Oklahoma para el Cuidado del Cáncer, donde ofrecía trasporte a los pacientes de cáncer entre su casa y el hospital en el que seguían su tratamiento. He ejercido en el campo de la medicina durante casi treinta años y sigo ejerciendo en calidad de *coach* de oncología a través de mi fundación, ayudando a las personas a atravesar el laberinto médico de la oncología.

Cuando compartimos, nos inspiramos y nos curamos. Cuando nos curamos, el mundo se cura. Creo que nuestro triunfo sobre la adversidad es, en última instancia, nuestro regalo al mundo.

Reflexión sobre los milagros

Cuando nos escuchamos a nosotros mismos y a los demás, llegamos a conocer quiénes somos. La consciencia forma parte de todos estos milagros y no requiere de un cuerpo físico para existir; forma parte de nosotros y es inmortal.

Siempre me acuerdo de cuando estuve en una conferencia con Louise Hay en la que, cuando alguien con una enfermedad autoinmune se levantaba, Louise le preguntaba si albergaba algún sentimiento de ira que necesitara expresar. El motivo del éxito de Lisa Oaks radica en su interior y no en mí ni en los discos o los libros que compró. Yo sólo puedo preparar a mis pacientes y oyentes, pero no puedo curarlos. Puede que estos escritores hayan escuchado mi voz y se hayan dejado guiar por mis palabras, pero aun así tuvieron que esforzarse y crear el milagro. He aprendido que simplemente soy un *coach*, pero también sé que cuando las personas están dispuestas a participar y a poner lo aprendido en práctica, se crean algunos ganadores.

Por ejemplo, la capacidad atlética de Tina Brannon la ayudó a sobrevivir, no solamente por los beneficios que el ejercicio aporta a la salud y por el hecho de que los pacientes de cáncer que realizan ejercicio tienen un mejor pronóstico, sino por el estado de ánimo que tienen los atletas. Su supervivencia no es casual. Sabía que tenía que practicar, visualizar y ensayar a fin de que las cosas ocurriesen como ella deseaba. Puede ser útil cuando uno también es artista o fotógrafo porque las personas que son visuales logran más beneficios con las visualizaciones que una persona con preferencia por los sentidos del oído o el tacto, a menos que incorporen sonidos u objetos táctiles a sus ejercicios de visualización.

Deja que la consciencia te hable de la sabiduría
que hay en tu interior a través de la meditación.

Capítulo Once

El poder de la oración

El valor de la oración constante no es que Él nos oiga, sino que nosotros lo oigamos a Él.

WILLIAM McGILL

Los milagros suceden porque forman parte de nuestro potencial. No los espero; confío en ellos. Los milagros ocurren cuando tenemos fe y esperanza, ya sea en el Señor o en el tratamiento médico. Conozco a personas cuyos tumores se redujeron porque creían que estaban haciendo radioterapia y, en realidad, nadie se había dado cuenta de que la máquina no funcionaba y no estaban sometiéndose a ningún tratamiento de radiación.

Los milagros están integrados en el sistema, y nuestra consciencia y campos de energía afectan los de los demás. Me he curado con el tacto de un curandero y he sido capaz de rescatar a un animal desaparecido en Connecticut con las palabras de una amiga mía que tiene intuición con los animales y que dijo: «La gata está viva. Puedo ver a través de sus ojos». Conozco a personas que se han curado de cáncer con su energía y que actualmente están siendo estudiadas. Más que nunca, las personas están abriendo la mente respecto al mundo de los milagros y lo inexplicable. Se han llevado a cabo estudios detallados que han mostrado que los pacientes por los que alguien rezó experimentaron mejoras más significativas que aquéllos por los que nadie rezó.

He ayudado a personas a morir, diciéndoles a pacientes que habían sido declarados clínicamente muertos y que estuvieron en coma durante años que su amor permanecería con su familia y que podían marcharse si era lo que necesitaban. A los pocos minutos estas personas murieron porque podemos escuchar cuando estamos dormidos, en coma o anestesiados.

Ahora bien, si nuestra consciencia puede tomar estas decisiones, entonces tal vez la oración también pueda afectar el resultado. Los estudios han mostrado que es posible, y los físicos cuánticos argumentan que una oración es más probable que ayude cuando no es específica, sino más bien una bendición para la persona.

En las historias de este capítulo, Marsi Meli utilizó tanto la oración como la visualización para hacer realidad un milagro; a través de la oración, Kayla Finlay pasó a la acción; Marilyn Holasek Lloyd aprendió sobre el poder colectivo de la oración; la madre de Annmarie B. Tait demostró que en la oración, la perseverancia puede crear milagros; y Heather Murphy tuvo fe en la señal que la acercó a la oración.

Milagros de la oración: contra todo pronóstico
por MARSI MELI

En abril de 2005 mi padre acababa de recuperarse de un ataque al corazón y un triple *bypass*. Mi madre estaba agotada y exhausta por haber tenido que cuidar de él; además padecía lupus, así que pensamos que su agotamiento era a causa de un recrudecimiento de los síntomas del lupus. Mi padre salió de casa para ir a comprar a la tienda de comestibles; yo estaba en casa porque tenía vacaciones en el trabajo. Era viernes. Alrededor de quince minutos después de que mi padre saliera de casa, mi madre gritó:

—¡Me arde el estómago!

Me acerqué a donde estaba y, cogiéndome de la mano, me dijo:

—Voy a morir.

Mi madre toleraba mucho el dolor, de modo que para ella el hecho de gritar de esa manera era algo muy grave. Llamé a una ambulancia.

Mi madre apenas era consciente; tenía los ojos en blanco. El médico me sacó de la habitación y me preguntó si me daba cuenta de lo que ocurría. Le respondí que mi madre se estaba muriendo, a lo que él me dijo que mi madre era la persona más enferma del hospital, que tenían que operarla y que yo debía reunirme con mi familia y rezar.

En la operación vieron que mi madre tenía cáncer de colon y peritonitis fecal. El cáncer era lo que menos les preocupaba; el peligro era la peritonitis. Tenía pocas posibilidades de sobrevivir. En ese momento ya estaba débil y se había pasado toda la vida tomando esteroides (por el lupus), lo que ralentizaba su curación. El médico nos dijo que debíamos esperar lo mejor pero que nos preparáramos para lo peor.

Mi madre estaba conectada a un respirador mecánico. Tenía un tubo en la nariz a través del cual salían los sedimentos que quedaban en su organismo. Cuando estaba en la habitación con ella y apenas era consciente, ponía mis manos encima de ella y le decía:

—Mamá, estás rodeada de una luz blanca. La luz es pura energía positiva y amor. Esta luz está a tu alrededor y te protege. Fluye a través de ti. Te está curando; te está purgando los venenos que hay en tu cuerpo; está cicatrizando tus incisiones; te mantiene fuerte y repele todos los virus y bacterias. Te queremos.

Me daba cuenta de que cuando le decía estas palabras, los sedimentos del tubo que tenía en la nariz empezaban a salir rápidamente.

Se lo expliqué a mi hermana Lori. Entró a ver a mi madre y, cuando salió, me dijo:

—¡Le susurré el padre nuestro y ocurrió lo que dijiste!

Un día salió una enfermera y nos dijo a la familia:

—No sé qué están haciendo, pero seguid así. Vuestra madre está luchando contra la enfermedad.

Esa noche la enfermera me dijo que ella y otras enfermeras se ponían alrededor de mi madre, se cogían las manos y rezaban.

Mi madre empezó a cobrar fuerzas. Dejó de necesitar el respirador y le quitaron el tubo de la nariz. La sacaron de la unidad de cuidados intensivos y, tras pasar un tiempo en rehabilitación, finalmente volvió a casa. En noviembre de 2005 empezó a hacer quimioterapia para el cáncer de colon, que para entonces estaba en estadio IV.

Ahora está a punto de alcanzar su quinto aniversario y sigue estando cada vez más fuerte. Cada vez que me siento abrumada y que siento que las cosas no están a mi favor, me acuerdo de cuando observaba a mi madre recobrar la fuerza y vencer los enormes obstáculos para sobrevivir. Fue un milagro.

Milagros en los momentos de la vida
por KAYLA FINLAY

En otoño de 1997 la vida tal y como la conocía se paró en seco cuando me vine abajo de un modo que no habían podido lograr los obstáculos que había afrontado en la vida hasta el momento. No es que la pérdida de mis dos primeros hijos a causa de un nacimiento y una muerte prematura con un año y una semana de diferencia en 1972 y 1973 no me hubiera preparado para lo que iba a convertirse en varios años de situaciones médicas extraordinarias tanto para mí misma como para mis posteriores hijos.

Aun así, sólo unos meses después de cuidar de un padre con un tumor cerebral terminal durante su transición entre la vida y la muerte y, simultáneamente, cuidar de una madre con alzhéimer, recibí la noticia de que a uno de mis queridos hijos acababan de diagnosticarle poliposis adenomatosa familiar/síndrome de Gardner (PAF/SG) a la tierna edad de veintiún años.

No sabía nada acerca de esta variante minoritaria de cáncer de colon hereditaria. Sin embargo, con ayuda de internet, aprendí más de lo que habría querido saber sobre esta grave enfermedad que altera la calidad de vida y para la cual actualmente no existe ninguna cura. No había consuelo que encontrar en la búsqueda de información sobre la FAP o SG. No había casos de victorias, sólo «pesadillas que nadie conoce». El diagnóstico era tan grave y con tal riesgo de muerte que sucumbimos a la presión inmediata de los médicos y el personal hospitalario de extirpar el intestino grueso de mi hijo. Fiel al estilo de la FAP o SG, estaba cubierto de pólipos adenomatosos que, si no son tratados, se tornan cancerosos.

A las pocas semanas del diagnóstico estaba sentada junto a la cabecera de la cama de mi hijo apenas adulto rezando para que ocurriera un milagro.

Mi milagro fue conocer a Laura Szabo-Cohen. Su hijo padecía la misma enfermedad minoritaria. Durante las siguientes semanas, en un intento de sentir que estábamos haciendo algo por ayudar a nuestros hijos, fundamos conjuntamente Garden Voices Inc., una organización sin ánimo de lucro dedicada a ofrecer apoyo emocional por internet y telefónico a las familias que estaban en la boca del lobo con esta enfermedad.

Al principio estábamos destrozadas y horrorizadas por la realidad médica que se había instalado repentinamente en medio de nuestra vida. Apenas podíamos comprender el pronóstico y el carácter invasivo de las pruebas y los procedimientos que afrontaban nuestros hijos casi adultos. Al compartir y hablar con otras familias de los grupos de apoyo en línea para la PAF o SG, luchamos por aferrarnos a todo atisbo de esperanza en un futuro de cualquier tipo que implicara una calidad de vida estable para nuestros hijos u otras personas con esta enfermedad.

Después de dos operaciones importantes, mi hijo decidió abordar la vida con la intención de que la calidad de vida fuese más importante que la cantidad de tiempo que pasara en la Tierra. Su negativa a someterse a todas las pruebas invasivas que sugerían los médicos fue la valiente decisión de mi hijo, a la que llegó tras escuchar su sabiduría interior y la Inteligencia divina. Fue una decisión consciente que activa todas las opciones para la curación.

El hijo de Laura eligió la ruta más tradicional de la medicina occidental, una que resonaba con su voz y sabiduría interior. Nuestros hijos poseen una sabiduría y un espíritu que supera con creces su edad cronológica, y sé que sus almas estaban elevadas incluso antes de su experiencia terrenal con la PAF o SG. Ninguno de los dos ha permitido que la cruda realidad de esta enfermedad los defina. Sigo teniendo el honor de tenerlos en mi vida.

Una lección sobre el poder de la oración

por Marilyn Holasek Lloyd

Este último otoño me dieron una lección vital sobre el poder de la oración. Mi amiga Barbara había recaído en el cáncer de intestino delgado, que se le había extendido al hígado y había destruido dos de sus válvulas cardíacas. A causa de su estado tan débil, necesitaba una operación a corazón abierto para sustituirle las dos válvulas e insertarle un marcapasos. Por suerte estaba en buenas manos. Encontramos expertos de esta afección, a pesar de que nos dijeron que sólo catorce personas en el mundo se habían sometido a este tratamiento y habían sobrevivido.

El día de la operación, nuestro grupo de apoyo –fundado por Barbara, que integraba supervivientes de cáncer y de maltrato físico que luchaban por alcanzar el bienestar– estaba en alerta máxima, esperando las noticias y rezando (pues era todo lo que podíamos hacer). Las primeras noticias fueron excelentes, la operación progresaba bien, pero de pronto dejamos de recibir noticias. Al final, su marido nos llamó y nos dijo que cuando iban a cerrarle el pecho, había sufrido insuficiencia cardíaca y habían tenido que enviarla a la unidad de cuidados intensivos.

Durante todo el suplicio, la familia de Barbara se portó de forma increíble. Nunca se separaban de su lado, la animaban, hablaban con ella, le mostraban su amor. Lo único que nos pidieron al resto fue que siguiéramos rezando por ella.

Aquella tarde, estaba tan inquieta que empecé a pedir ayuda a personas que apenas conocía. Estaba en el portal sobre cáncer de la página de Listserv de mi marido y advertí que había un sacerdote, el padre Bill, que vivía en Nueva Orleans. No soy católica, pero recurrí a él para pedirle que rezara por mi amiga Barbara. Al día siguiente pronunció varias misas por ella.

Había gente rezando por Barbara en todo el país, y consideramos que todo lo que le ocurrió fue un milagro. Tras cuatro días en el hospital con el pecho abierto, los médicos consiguieron cerrárselo y su corazón bombeó con normalidad. No contrajo ninguna infección y a los pocos días salió de la unidad de cuidados intensivos. Al cabo de una semana le dieron el alta del hospital y permaneció en un aparthotel durante cinco semanas junto a su marido, su madre y sus hijos adultos.

Regresó a Fredericksburg tras haber estado fuera seis semanas. Sigue bien y su corazón ahora late de manera autónoma (el marcapasos sólo ejerce de refuerzo), un hecho que ni siquiera los médicos podían creer. Actualmente Barbara camina cinco kilómetros al día.

Cuando tuve la ocasión de preguntarle a Barbara acerca de lo que podía recordar de su hospitalización en la unidad de cuidados intensivos, varios escalofríos me recorrieron el cuerpo. Durante todo el tiempo que estuvo en la UCI, no dejó de preguntar a su familia:

—¿Quién está tocando música zydeco?

Y su familia le contestaba:

—No oímos ninguna música.

Ahora bien, el hecho de que Barbara, que estaba sedada, escuchara música no es sorprendente. Barbara es cantante de jazz. Durante veinte años cantó con la orquesta de jazz de Fredericksburg, con Sweet N Jazzy. Pero realmente yo no sabía qué tipo de música era el zydeco. Me dijo que el zydeco era una «combinación de cajún y música criolla que había evolucionado hasta convertirse en zydeco y que sólo se encontraba en el suroeste de Louisiana». Inmediatamente pensé en el padre Bill, que vive en Nueva Orleans, y en lo que hizo por Barbara. ¿Era una simple coincidencia que, de toda la música del mundo, oyera esta variante en particular?

Sin duda, pertenece al reino del sexto sentido o incluso al reino de los milagros. ¿Quién puede explicar semejante fenómeno? Sin embargo, no me importa no poder explicarlo; estoy agradecida de que mi amiga Barbara haya sobrevivido a algo a lo que, actualmente, han sobrevivido quince personas en el mundo, y de que esté de nuevo con su familia y amigos sacando el máximo provecho a cada día. He aprendido de nuevo lo que puede hacer el poder de la oración.

Planes de combate

por ANNMARIE B. TAIT

A principios de junio de 1968 el entusiasmo que sentía por el hecho de que la escuela nos dejara marchar durante el verano se vio ensombrecido por el alistamiento de mi hermano al Ejército durante el momento álgido de la Guerra de Vietnam. Entonces, estaba en quinto de primaria y era la menor de cinco hijos –cuatro niñas y un niño.

Muchos habían sido los días en los que los alumnos de la escuela elemental Holy Cross habíamos asistido al funeral del hermano de un compañero de clase que había muerto en combate. Rezábamos a diario por la recuperación de chicos de la parroquia y del coro que habían resultado heridos en la guerra. En enero, 205 estadounidenses habían muerto en la batalla de Khe Sanh, y otros 119 habían muerto en febrero en la batalla de Hue. Fue un año nefasto, un año que recuerdo bien.

De modo que la mañana del 12 de junio de 1968, cuando mi hermano Bobby se marchó a Fort Bragg, en Carolina del Norte, el acontecimiento estuvo marcado por despedidas con los ojos llorosos. No fueron las típicas lágrimas sentimentales de «te vas por tu cuenta y te voy a echar mucho de menos» –el tipo de despedidas entre hermanos cuando uno se marcha a la residencia universitaria o se casa–. Eran lágrimas de «¡Oh Dios mío, es una *guerra* y podrías morir!», sollozos sumamente cargados de truculentos noticiarios nocturnos y de fotografías morbosas repartidas en todas las páginas de la revista *Life*.

Mientras las niñas sollozábamos y suspirábamos, mamá se mantuvo firme y no derramó una sola lágrima, al menos que yo hubiera visto. Mi madre no era ajena al miedo que imparte la guerra, pues era una veterana de la Segunda Guerra Mundial. Mamá se había alistado a la primera clase de mujeres de la Marina estadounidense en 1943. «Libera a un hombre para luchar» era la consigna que la había atraído al banderín de enganche. Sin duda en contra de los deseos de su madre, había hecho caso de su corazón y se había alistado al Ejército por amor al país. Emplazada en Washington D.C., mi madre alcanzó el rango de sargento de primera clase en el Cuerpo Femenino de la Marina estadounidense. En aquella época las normas del Ejército impedían a las mujeres luchar en la guerra, pero ella terminó con un puesto en primera fila a raíz de las repercusiones y la tragedia que la guerra infligió en una familia detrás de otra.

Incluso con toda su formación y experiencia, mamá permaneció estoica, completamente convencida de que Bobby regresaría ileso algún día a casa –aunque su formación en el Ejército no fue el pozo del que extrajo su fuerza–. Mamá invistió su fe en una autoridad superior y, como todo buen miembro de la Marina, tenía un plan de combate. Lo único que teníamos el resto era la realidad del recuento nocturno de víctimas de Walter Cronkite, que daba demasiado cerca de casa cada vez que nombraban a otro chico de Filadelfia que jamás volvería a Mount Airy a regatear con una pelota de baloncesto.

Fuimos a la escuela y, a medida que avanzaba el día, imaginé la posibilidad de que añadieran la fotografía de Bobby al monumento del vestíbulo de nuestra escuela. Fue un pensamiento aleccionador que apartaba de mi mente cada vez que se me pasaba por la cabeza.

Aquella noche cuando cenamos, hicimos todo lo posible por ignorar el hueco en la mesa donde justo la noche anterior, el payaso de mi hermano de casi dos metros de altura se había sentado y había lanzado comentarios a sus cuatro hermanas con su habitual estilo bromista. Con un lúgubre silencio jugamos con la comida de nuestro plato hasta que mamá empezó a recoger la mesa.

Justo cuando salíamos de la cocina para ponernos manos a la obra con nuestros deberes, mi madre nos ordenó que nos diéramos media vuelta. Con poca fanfarria, se sacó del bolsillo del delantal su viejo rosario de madera y, sin demora, anunció que rezaríamos el rosario juntos cada noche durante la duración del campamento de entrenamiento de reclutas de la Marina. Rezaríamos para que Dios perdonara a mi hermano el servicio activo en Vietnam y, a cambio, Dios respondería nuestras plegarias. De eso ella no tenía ninguna duda.

Fue entonces cuando tuve la certeza de que mi madre se había vuelto oficialmente loca. No conocía a nadie de nuestro barrio que se hubiera alistado y hubiera eludido Vietnam; a nadie. ¿Y ella creía de veras que iba a arrodillarme sobre el frío y duro suelo de la cocina cada noche durante las siguientes doce semanas para rezar el rosario... *en voz alta*? ¿Y si mis amigos se acercaban a casa y nos oían rezar en voz alta? No iba a funcionar con alguien que estaba en quinto de primaria. No era guay. En realidad, era cosa de raros y debiluchos. Quiero decir, estábamos preocupados por mi hermano, pero no veía ningún motivo para convertirnos en unos fanáticos religiosos por todo ese asunto. Sin embargo, mamá tenía un plan y a juzgar por la mirada de su rostro, yo no tenía otra elección.

Así que la primera noche del alistamiento de mi hermano todos nos arrodillamos en la cocina, sobre el frío y duro suelo, y recitamos el rosario. Hicimos lo mismo la noche siguiente, y la otra, hasta que un día de septiembre mi hermano llamó tras la ceremonia de graduación del campamento de reclutas de la Marina.

Sonó el teléfono alrededor de la hora de la cena, cuando todos estábamos cerca. Mamá contestó al teléfono y su radiante sonrisa facilitó que imagináramos con quién estaba hablando. No hablaron durante mucho rato. Lo único que escuchamos al final fue: «Sí, sí..., ahora mismo se lo digo..., cuídate..., adiós». Colgó el aparato y por primera vez desde que mi hermano se había ido de casa, mamá rompió a llorar.

Aquella noche volvimos a rezar el rosario, pero en esta ocasión lo pronunciamos en acción de gracias. Toda la sección de mi hermano iba en camino de Vietnam a excepción de dos reclutas; a Bobby y a otro soldado raso los habían asignado a un servicio especial en el norte de Italia, donde estuvieron hasta que terminó el alistamiento.

Así de profundo era el poder que mi madre tenía ante el Señor. Nunca flaqueaba cuando trataba de conseguir un milagro, al margen de las posibilidades que hubiera. Era implacable con la oración. A veces pienso que Dios cedió para que así ella pudiera cambiar de tema. Mi madre siempre fue un miembro de la Marina con un plan de batalla que normalmente empezaba con su viejo rosario de madera.

Un variopinto grupo de ángeles
por HEATHER MURPHY

En mi familia se hacía la broma no tan graciosa de que mis familiares tenían el mal hábito de morirse durante las semanas en que yo me cogía vacaciones. Mi abuelo, mi abuela, mi tía abuela y mi padre habían fallecido a lo largo de varios años, sin embargo todos habían muerto mientras yo disfrutaba de un tiempo de vacaciones en el trabajo. Mi hermano decía que iba a ponerse un cubo en la cabeza cuando yo tuviese vacaciones, simplemente para estar seguro.

De modo que cuando supe que mi hermana, que vivía en Florida, iba a someterse a una operación de rodilla durante la semana que me iba de vacaciones a Charleston, en Carolina del Sur, le propuse que modificara la fecha, a lo cual se negó. Decidí anotar en mi calendario la fecha y la hora de su operación y le pedí a mi ayudante administrativa que hiciera lo mismo. Hicimos la promesa de rezar por mi hermana a la hora anotada.

Por supuesto, en cuanto estuve de vacaciones, estaba completamente sumergida en el momento y disfrutando mientras exploraba la ciudad. Rezar por la operación de mi hermana era lo último que se me habría ocurrido; y, de pronto, se apoderó de mí una sensación como si me faltara el aire. Le dije a mi marido que no podía respirar y me contestó:

—No, no es cierto, estás respirando y hablando normal.

Casi inmediatamente, mi hijo menor se acercó corriendo de una librería que había allí cerca.

—¡Mamá, no puedo respirar! –gritó.

Lo miré a él, miré a mi marido y luego volví a mirarlo a él.

—Kevin, sí puedes respirar. ¿Qué te ocurre? –pregunté.

«¡Alguien no puede respirar!» pensé. Y entonces se me ocurrió el día y la hora que era.

—¡Rápido! –dije–. Tenemos que rezar por tía Peggy.

Reuní a mi familia, nos cogimos de la mano y rezamos para que mi hermana estuviera sana y salva.

—Dios, cúrala y protégela. Que los ángeles, los arcángeles y todos los seres del cielo estén con ella, la mantengan a salvo y, si es necesario, la ayuden a respirar –rogué.

Tanto mi hijo como yo dejamos de tener la sensación de no poder respirar en cuanto pronuncié estas palabras.

En Carolina del Norte, Glenda estaba tomándose un descanso cuando miró su calendario y pensó: «¡Oh, casi lo olvidaba!». Ella también agachó la cabeza y rezó por la salud de mi hermana.

Mientras tanto, en Florida, mi hermana estaba en apuros. Sin que yo lo supiera, había adelantado la fecha de la operación para la semana anterior pero no me había dicho nada por temor a que pensara que realmente estaba gafada. Sin embargo, una complicación imprevista –una embolia– amenazaba su vida en ese momento. Con dificultades para respirar, los médicos trataban de convencerla de que la única forma de que pudiera sobrevivir era colocando una pantalla delante de su corazón, un procedimiento que era extremadamente arriesgado. Su marido se estaba preparando para lo peor. Mi hermana se resistía a someterse a esa operación, incluso a pesar de que respiraba con dificultad.

Más adelante mi hermana me explicó que de pronto había visto una habitación colmada de personas preocupadas a su alrededor. No reconocía ningún rostro entre la multitud, que parecía estar compuesta de vagabundos andrajosos con las manos y el rostro sucios. Sin embargo, parecían verdaderamente preocupados por su bienestar, y ella los observaba cuidadosamente mientras murmuraban cosas que no podía alcanzar a oír o comprender. Sus tiernos ojos estaban llenos de compasión, casi de tristeza.

Desaparecieron de forma tan repentina como habían aparecido. En ese momento, mi hermana jadeó, se incorporó y dijo que se sentía mucho mejor. Los médicos la examinaron con incredulidad y hallaron que se había disuelto el coágulo de sangre que había puesto en peligro su vida.

Su milagrosa recuperación ocurrió exactamente en el mismo momento en el que mi asistente, mi familia y yo rezamos una oración intercesora, que incluso había aparecido con un impulso psíquico materializado en nuestra dificultad para respirar.

Desde entonces, este grupo variopinto ha aparecido en otras ocasiones: ángeles cuyo único aparente hogar es donde reside la sanación.

Reflexión sobre los milagros

La consciencia no se limita al cuerpo humano; también afecta a aquéllos con quienes tenemos una relación. La oración y el amor tienen efectos poderosos. Los físicos cuánticos y los astrónomos se ocupan de eso cada día. No tienen todas las respuestas, pero comprenden que el deseo y la intención modifican el mundo físico; hacen que ocurran cosas que no sucederían en circunstancias normales si alguien no las deseara. Durante una operación, a un paciente mío le dejó de latir el corazón. El anestesista y yo hicimos todo lo que pudimos, pero su corazón no respondía. Así que, como no tenía nada que perder, le dije:

—Donald, todavía no te ha llegado el momento. Vuelve con nosotros.

Su corazón empezó a latir de nuevo y se recuperó por completo.

Marilyn Holasek Lloyd mantuvo la mente abierta y reunió el valor para extender la mano y buscar ayuda para su amiga por medio de la oración. Incluso las enfermeras contribuyeron a ello y los resultados fueron milagrosos, superando las expectativas de los médicos.

Como he dicho, no existen las casualidades, de modo que la música zydeco que escuchó Barbara, la amiga de Marilyn, estaba conectada con las consciencias y las oraciones que iban dirigidas a ella a fin de ayudarla a que se curara. Realmente creo que dormimos con objeto de establecer contacto con esta sabiduría interior. Mientras estuvo en coma, su cuerpo podía hablar con ella a través de imágenes, palabras y de la consciencia universal.

La intención y la oración pueden modificar el mundo físico, y los milagros acontecen cuando añadimos nuestro deseo y resolución. La madre de Annmarie B. Tait hizo todo eso y su hijo estuvo protegido por una divinidad. La fe conduce a la paz y la sanación interior.

Heather Murphy y sus familiares y amigos rezaron para que tía Peggy pudiera respirar y estuviera a salvo. No rezaron para que su embolia desapareciera y sin embargo la oración lo logró. Creo que es la naturaleza deslocalizada del amor y la oración lo que marca una diferencia. Sé que no todas las oraciones logran la consecución de lo que desea la persona que reza, pero ésa es una historia completamente distinta; no es porque hayamos fracasado o porque no hayamos rezado de forma adecuada, sino porque hay un momento para vivir y un momento para morir. Sin embargo, creo que cuanto más aceptemos y exploremos la naturaleza de la energía, el amor y la oración, más empezaremos a comprender nuestro potencial, nuestra naturaleza divina y nuestros milagros.

No intentes controlar lo que de entrada
no te corresponde controlar.

Capítulo Doce

Milagros vacacionales

Bendita es la estación que involucra a todo el mundo en una conspiración de amor.

HAMILTON WRIGHT MABIE

Las Navidades pueden ser un período estresante y un período rebosante de alegría, pero siempre parecen ser una época en la que abundan los milagros.

Crecí en el seno de una familia judía, pero para mí Papá Noel no tenía una religión, ni tampoco el conejo de Pascua. Mi mujer creció con un árbol de Navidad en casa, sin embargo no pusimos uno en nuestro hogar. Así que durante muchas vacaciones intercambiamos regalos y combinamos los regalos y las velas de Janucá con las visitas de Papá Noel.

Me acuerdo de mi infancia en Brooklyn, en Nueva York, donde compartía los días de vacaciones de la escuela con mi amigo Carmine. Su casa era muy distinta; tenía a Jesucristo en el salón, pero todos éramos una familia y yo me quedaba en su casa durante sus vacaciones y él se quedaba en mi casa durante las mías. Nuestros padres no sabían que estábamos cogiendo días extra de vacaciones de la escuela. Era nuestro secreto.

Una mañana tomé un desayuno delicioso –con beicon incluido– en casa de Carmine. Cuando se lo recomendé a mi abuelo, que era judío ortodoxo, pensé que iba a desmayarse. Por suerte, todos éramos una familia y no hubo conflicto por lo ocurrido, aunque si no voy al cielo todos sabréis que es por culpa del beicon.

Las vacaciones de Navidad son para mí un recordatorio constante del poder de la mente. Cuando supimos que mi mujer iba a tener mellizos y que iba a dar a luz en diciembre, empecé a intentar hacer cálculos sobre el día en que nacerían basándome en el sistema numérico que ella había descubierto –como que nuestro primer hijo había nacido el veintitrés, que es la suma de nuestros cumpleaños, nueve más catorce– hasta que me dijo:

—No estaré en el hospital el día de Navidad.

Entonces supe lo que cabía esperar y, efectivamente, los gemelos nacieron el 26 de diciembre. Estábamos sentados escuchando los villancicos de Navidad cuando decidimos que llamaríamos a nuestra hija Carolyn y a nuestro hijo Keith.

Me divertía disfrazándome de Papá Noel en la escuela a la que asistían nuestros hijos. Como tenía cinco hijos, conocía a casi todos los niños y a sus familias. También entraba en la clase vestido de Papá Noel y empezaba a dar consejos e indicaciones personalizadas a los niños, llamándolos por su nombre:

—Sam, si no dejas de molestar a tu hermano no tendrás ningún regalo este año.

Las miradas de sus rostros preguntándose «¿Cómo sabe Papá Noel lo que le hago a mi hermano?» eran una delicia. También dejaba notas de Papá Noel a nuestros hijos cuando eran pequeños y creían en él.

Los cumpleaños también eran divertidos cuando nuestros hijos eran pequeños. Tenemos seis cumpleaños que caen entre finales de agosto y finales de diciembre. Los chicos no dejaban de preguntarme quién era el siguiente, pues pensaban que las fiestas sólo eran celebraciones que hacíamos cada pocas semanas para cada miembro de la familia. Necesitaron un tiempo para comprender el mensaje de que se trataba del día en que habían nacido.

Puesto que resultaba caro tratar de entretener a cinco niños, compré una casa en Cape Cod para poder ir allí de vacaciones, incluidas las del verano, y que costara menos dinero que reservar habitaciones de hotel y comprar billetes de avión. Era divertido sentarse en la playa y ver los fuegos artificiales o ir a ver ballenas, aprender a hacer surf, ir de pesca, etcétera.

También, en Halloween, me disfrazaba de monstruo con varios huesos del material didáctico del hospital que salían de las mangas de mis camisetas y con una calavera. Iba con nuestros hijos y con otros niños para que los vecinos no supieran quién era o quiénes eran nuestros hijos. Fui a una casa en la que el propietario tenía un perro guardián para espantar a la gente, y cuando el perro me vio corrió a esconderse; el propietario disfrutó de verdad. Cuando entré en la casa, todos los perros y demás mascotas corrieron a esconderse debajo del sofá.

El Día de Acción de Gracias siempre había sido un ritual en casa de mis tíos cuando era pequeño, y ahora uno de nuestros hijos lo celebra en su casa cada año. Todos nos reunimos para intercambiar viejas historias y reír sobre las locuras que hicieron de pequeños y que sus padres estamos comenzando a saber. Es un extraño obsequio estar todos juntos de nuevo para revivir el pasado y volver a ser jóvenes. De modo que sigue leyendo y observa hasta qué punto las vacaciones marcan nuestra vida.

Una comunidad de esperanza

por Barbara Hollace

Se acercaban las Navidades pero Fred no se sentía muy satisfecho. Sin duda, estaba vivo y tenía un techo bajo el que cobijarse, pero estaba solo. Mientras en la televisión aparecían anuncios de familias cariñosas reunidas alrededor de un banquete, Fred sólo recordaba las discusiones y las peleas de borrachos.

Tal vez este año iba a ser distinto; Fred siempre esperaba que así fuera. Pero en esta ocasión iba a ser distinto porque Fred vivía en nuestro mismo edificio de apartamentos.

Mi marido y yo gestionábamos una comunidad de apartamentos para personas con escasos ingresos en el centro de la ciudad. La agencia benéfica Community Action, la titular de la propiedad, llevaba ayudando a los más vulnerables de nuestra comunidad desde 1966. Nuestros residentes normalmente eran personas que estaban excluidas de la sociedad. Desde personas con una enfermedad mental a personas cuyas vidas habían sido rehenes de sus adicciones, o veteranos del Ejército que buscaban un lugar seguro en el que encontrar paz después de que la guerra les hubiera destrozado la vida, nuestra comunidad de apartamentos era un microcosmos de la sociedad actual. Tanto si su pasado había estado marcado por el consumo de drogas y alcohol, como por relaciones o promesas rotas, les ofrecíamos un lugar desde el que volver a empezar. Veíamos esperanza en sus miradas inquietas mientras otros veían causas perdidas.

El Día de Acción de Gracias siempre ha sido uno de mis días festivos favoritos, y estaba especialmente resuelta a hacer que este año fuera especial. Nuestros residentes normalmente tenían entre poco y nada en la despensa, de modo que asegurar un banquete de Acción de Gracias estaba fuera de toda duda. Varias organizaciones benéficas ofrecían comidas gratis durante los días festivos, pero muchos de nuestros chicos eran demasiado tímidos o tenían problemas físicos o mentales que les impedían aventurarse.

Con una pizca de generosidad, una cocina y un poco de creatividad, concebí un plan. Nuestros ingresos no alcanzaban para alimentar a cuarenta y cinco personas, así que para que mi plan funcionara necesitaba un milagro.

A medida que se difundieron las voces sobre mi misión, empezaron a llegar contribuciones para la comida. Nuestros amigos y compañeros, que también trabajaban en el mismo edificio, nos preguntaron con entusiasmo de qué modo podían ayudarnos. Al cabo de poco tiempo aparecieron un pavo y los ingredientes para los platos de acompañamiento y el postre.

Los residentes, que serían honrados en la cena, trajeron lo que pudieron encontrar en sus despensas o lo que habían recibido del banco de alimentos. Se habían convertido en una familia *ad hoc,* de modo que lo que ofrecieran, al margen de lo grande o pequeño que fuese, ayudaba al miembro de una familia a disfrutar de una buena comida. Nosotros aportamos lo nuestro, después de repasar los anuncios en busca de las mejores ofertas y de estirar nuestro presupuesto de comida.

Entregamos una invitación especial a cada residente para una cena de Acción de Gracias con toda la guarnición tradicional. Sólo necesitaban venir y traer consigo un apetito saludable.

La logística para cocinar dos pavos, el aderezo, el puré de patatas, los pasteles, etcétera, utilizando una cocina y una nevera, fue de por sí un milagro. Conseguimos hacer lo imposible con la ayuda de personas de buen corazón. Allá donde había un apartamento vacío, utilizábamos la nevera para almacenar los pasteles y otras cosas ricas que había que hornear. Utilizamos el horno de la oficina del piso de abajo para calentar el relleno y conservar el calor de los platos calientes hasta la hora de la cena. Los residentes se ofrecieron para montar las mesas y colocar las sillas en el salón a fin de crear nuestra área provisional para la cena.

Desde sus sagrados refugios, tanto los jóvenes como los ancianos se vieron seducidos por el olor del pavo que impregnaba los pasillos. Cuando la comida estuvo preparada, varias personas se ofrecieron voluntarias para ayudar a mover todo desde nuestro apartamento al salón del piso de abajo, donde las mesas estaban dispuestas como si se tratara de un bufet. A medida que se acercaban en fila, pude ver lágrimas en los ojos de hombres hechos y derechos que se daban cuenta de que todo aquello lo había hecho solamente por ellos. Sus sonrisas recompensaron mi labor.

No eran hombres y mujeres con poder y rango social, sino ex-prostitutas, exdrogadictos y enfermos mentales. A menudo aparecían con la ropa sucia y andrajosa y necesitaban un buen baño, pero nos queríamos igual los unos a los otros.

Observé a Fred cuando se acercaba en fila después de muchos otros que le habían precedido. Todavía era prudente, como un animal que detecta que podría haber una trampa a la espera de capturarlo. Con Fred no había ninguna fanfarria. Sus movimientos eran sencillos y funcionales, y sus comentarios, a menudo no expresados, podían leerse a través de su lenguaje corporal.

Cogió un plato y cubiertos e inspeccionó la mesa, que todavía estaba colmada de los obsequios que habíamos preparado. Se sirvió una cucharada de patatas, otra de salsa y más del resto de platos que había en la mesa. Lentamente, aunque de forma meticulosa, se abrió paso hasta el fondo y se sentó en una silla, dejando cierta distancia entre él y la persona que tenía más próxima.

Le pregunté si quería una bebida, pero declinó mi oferta educadamente. Empezó a comer después de ofrecer una oración silenciosa que aspiró con su siguiente respiración. Fred se tomó más de un momento para decidir por dónde empezar. Su estómago pedía a gritos la comida, pero se podía ver que su mente se debatía por la generosidad del obsequio que representaba su abundante plato.

Alargó la mano para coger el bollo casero que se escondía en el lado derecho de su plato. Traté de no mirarle y, en vez de eso, inspeccioné la mesa y a mi alrededor para asegurarme de que todos tenían lo que necesitaban.

Escuché una voz detrás de mí. Era Fred:

—Estos bollos saben igual que los que hacía mi abuela.

Tuve que esforzarme para contener las lágrimas.

—Gracias, Fred —dije con la voz temblorosa.

Siguió comiendo y no paró hasta haberse terminado todo el plato.

Ese Día de Acción de Gracias el amor volvió a un grupo muy variopinto de excluidos sociales cuya lealtad y compromiso rivalizaba con la mayor potencia militar del mundo.

Cuando se terminaron el último bocado de comida, nuestros residentes nos ayudaron a recoger las mesas y luego regresaron a sus apartamentos con la cabeza bien alta. El milagro del amor los había trasformado en una comunidad de esperanza.

Frankie, el milagro navideño

por Joanne Gendron

Era 17 de febrero de 2006. De pronto se me ocurrió que debía conseguir otro macho de gato naranja. *Max,* mi gato naranja, había muerto el año anterior y *Willa,* mi gata, necesitaba un amigo. Ahora sé por qué se me ocurrió esa idea en mitad de un día muy ajetreado en el trabajo: porque ése era el destino.

Fui en busca de un gatito de color naranja. Mi búsqueda no duró demasiado; a los pocos días supe de un centro de acogida en el que tenían un macho naranja. Fui a verlo pero sólo tenía un ojo, y a pesar de que lo quería, el centro de acogida decidió que era mejor no darlo en adopción. A los pocos días recibí otra llamada de que les acababa de llegar otro gatito naranja; lo habían encontrado a un lado de la carretera. Fui a verlo y tuve que elegir entre ése y otro gatito que acababa de llegar. Elegí a mi *Frankie.*

Desde el momento en que nos vimos fue una historia de amor. Era tranquilo y calmado, incluso de cachorro. Después de trabajar jugaba con él tanto como podía, y nuestro vínculo se estrechó rápidamente. Cuando *Frankie* cumplió un año fue el momento de llevarlo a él y a *Willa* a que les pusieran la inyección anual, de modo que nos dispusimos a ir al veterinario. Mi futuro yerno se ofreció para llevar los gatos porque el trasportín era muy pesado, de modo que yo llevaría a mi perro *Moe* al veterinario. De pronto, mientras le daba el trasportín, éste se rompió. *Willa,* mi gata, permaneció sentada en el fondo del trasportín, pero *Frankie,* que era un macho joven e inquieto, corrió hacia el bosque. El centro veterinario estaba a más de seis kilómetros de mi casa y, aunque mi yerno salió detrás del gato para intentar alcanzarlo, no pudo encontrarlo por ninguna parte.

Durante los siete meses siguientes estuve buscándolo por el bosque todas las mañanas y las tardes antes y después de ir al trabajo. Yo lo veía como si *Frankie* creyera que lo habían abandonado, de tal modo que debía encontrarlo y llevarlo de nuevo a casa. Puse trampas, lo llamé, mandé 750 folletos entre las dos ciudades y colgué carteles muy grandes en los postes telefónicos. La respuesta fue notable; cientos de personas amables afirmaron tener a *Frankie*, pero cuando iba a verlo, el gato que tenían nunca era él. Lloré cada noche y traté de hacer todo lo posible por recuperarlo, incluso por medio de telepatía porque nuestro vínculo era fabuloso.

Durante mi misiva de encontrar a *Frankie*, coloqué trampas en distintos sitios. Encontré dos mofetas, dos zarigüeyas y dos gatos. Las mofetas me temían más a mí de lo que yo las temía a ellas, y las zarigüeyas no quisieron levantarse de su siesta en la trampa segura. La búsqueda de *Frankie* fue una aventura, por no decir algo peor.

Al quinto mes decidí que había llegado el momento de buscarlo de un modo distinto; posiblemente ya no estaría con vida. Y si no lo encontraba con vida, lo traería a casa para enterrarlo. Tenía que conseguir zanjar el asunto. También conseguí otro gatito naranja y le puse de nombre *Freddie*.

El 13 de diciembre de 2007 *Moe*, nuestro perro, se puso enfermo. Lo llevamos al veterinario, donde le diagnosticaron cáncer de estómago y murió.

El día de Nochebuena, siete meses después de haber perdido a nuestro querido *Frankie*, recibí una llamada de una familia que había visto un macho naranja muy delgado, que había sido atacado por otro animal. Habían conseguido atraerlo hasta su casa y se habían pasado la siguiente semana y media tratando de conocerlo. Lo querían y sabían que venía de un hogar afectuoso. Entonces, vieron el cartel y llamaron.

Fue un milagro. El día de Nochebuena del 2007 mis oraciones lograron una respuesta. Actualmente *Frankie* lleva en casa más de dos años, y creo que Dios intervino y me mandó dos gatos naranjas en vez de uno. *Frankie* y *Freddie* se quieren como si fueran hermanos de verdad. Creo que *Frankie* me llamó siendo un gatito pequeño para que fuera su mamá humana porque Dios sabía que necesitábamos un milagro.

También creo que *Moe*, nuestro perro, ayudó desde el otro lado a traer a *Frankie* a casa. El regreso a casa de *Frankie* es un verdadero milagro de amor.

Atman/Ananda: un milagro diwali

por RACHEL ASTARTE PICCIONE

Noviembre de 2003: los fuegos artificiales anuncian mi llegada al hotel de Mumbai a la una de la madrugada. Las celebraciones de diwali están en marcha. El festival hindú de las luces festeja Atman, nuestra «luz interior» que alumbra el conocimiento de que todos los seres estamos interconectados. Durante una semana, lo celebro visitando los templos hindúes, aceptando el blanco humo del incienso y las bolas de azúcar que reparten los sacerdotes hindúes para aportar dulzura a la boca de los visitantes.

El último día el recepcionista musulmán del hotel me sugiere que visite la mezquita de Haji Ali. La mezquita es una canción de amor para la arquitectura indo-islámica; gigantesca, con intrincadas entradas presididas por un arco con forma de trébol. Un faro de luz blanca brilla a lo lejos, en la bahía de Worli. Según la leyenda, después de que Haji muriera en La Meca, su ataúd flotó milagrosamente por estas aguas. Antes de empezar mi paseo de casi un kilómetro por el paso elevado, compro una ofrenda de caléndulas envueltas en papel de periódico.

En la majestuosa entrada de la mezquita, un niño que está sentado en cuclillas coge mis sandalias y señala a la izquierda. Allí es donde pertenezco: a la fila de las mujeres.

En el interior de la mezquita entrego mi ofrenda de caléndula, no sin antes desenvolverla del periódico. Mi ramo es lanzado junto a los demás, que son idénticos a excepción del radiante color del mío, que cubre los restos de Haji Ali. Detrás de mí, oigo a una mujer murmurar algo con tono de desaprobación. Me doy la vuelta para ver qué infracción he cometido. Mi desconcertado rostro la hace sonreír, y agita una mano desdeñosa.

Me siento. Las mujeres y los niños entran y salen. A través de la celosía de madera de la pared observo a los hombres. A ellos se les permite acercarse al santuario y tocar sus preciosos bordes.

Me planteo marcharme, pero de algún modo, no puedo.

En vez de eso, entre el calor y las moscas, empiezo a rezar. Me acuerdo de mi padre, que había fallecido hacía casi dos años. Nos habíamos sentado en su cabaña y habíamos escuchado una grabación de *La llamada a la oración* islámica. A él le recordaba las primeras horas de la mañana en Turquía, donde había estado un año enseñando inglés. Se estaba muriendo la noche que escuchamos esa llamada matutina. En nuestro interior había crecido un poco de paz.

En ese momento, con la cabeza inclinada y tapada, comienzo a llorar. Cuando se me pasa la pena me siento vacía. Poco a poco, reúno hechos simples: soy una judía rezando en una mezquita. Una mujer, sentada entre otras mujeres, relegada a un lado detrás de las cajas de metal para los donativos, está separada por medio de una pared de nosotros, de los santos. ¿Y el mensaje sobre la unidad del diwali? En un instante, lo veo claro: rezo por la paz.

Después, recojo mis sandalias del chico que está de cuclillas y me ajusto el pañuelo de la cabeza. De pronto me doy cuenta del error de mi ofrenda. Las flores debían permanecer atadas y yo las había desenvuelto, había dejado sueltas las flores una vez más.

A la mañana siguiente, mientras me preparo para marcharme de Mumbai, el periódico se desliza, como es habitual, por debajo de mi puerta. El titular reza: «Arafat pide el diálogo por la paz». Es un pequeño gran obsequio. Un acercamiento a la paz. En la tradición diwali, en cuanto se alcanza la luz interior de Atman, se comprende Ananda: la luz pura de la paz. En ese momento, en el suelo de la habitación de mi hotel, envuelta en el periódico, hay una ofrenda de esperanza.

La magia de san Nicolás

por LEONA SIMON

El abril anterior a mi sexto aniversario mi familia y yo fuimos a vivir a Alemania. Mi padre estaba en las fuerzas aéreas y lo habían destinado a la base aérea de Ramstien. En algún momento tras el traslado supe acerca de san Nicolás y de la historia de la víspera de san Nicolás, que es el 6 de diciembre. La historia cuenta cómo san Nicolás, un sacerdote católico, solía recorrer Alemania justo antes de Navidad para poner a prueba a los niños sobre su conocimiento del catecismo. Si pasaban la prueba, les daba dulces y cosas ricas; si suspendían, les daba varas y pedazos de carbón. Actualmente los niños lo celebran dejando sus zapatos en la entrada de casa la noche del 5 de diciembre para ver si san Nicolás los recompensa.

Decidí que lo haría cuando llegara el 5 de diciembre, pero nunca se lo dije a nadie de mi familia hasta la víspera del 5. Entonces, saqué los zapatos a la entrada y expliqué a mi familia lo que hacía y por qué lo hacía. Puesto que era una niña y albergaba una creencia muy firme, no se me ocurrió que antes de aquella noche nadie sabía qué estaba esperando ni podía ejercer ninguna influencia sobre la posibilidad de hacer realidad mis expectativas. Además, mi madre estaba en el hospital recuperándose de una operación; había sido higienista dental y no tenía a mano ningún caramelo, chicle ni demás lujos. Vivíamos fuera de la base militar, en un pueblo situado a varios kilómetros, y todas las tiendas habían cerrado para la víspera de san Nicolás. Mi familia no disponía de ningún medio para ayudarme a satisfacer mi deseo.

Recuerdo la energía que impregnaba la atmósfera cuando mi familia trató de disuadirme de mi plan. Mi hermana mayor me explicó que quizás san Nicolás no sabía que allí había una niña de Estados Unidos, y los demás intervinieron en consonancia con cualquier idea que se les ocurrió con objeto de ahorrarme una decepción. Nada de lo que dijeron hizo que cambiara de opinión, y tras varios minutos de diálogo, coloqué mis zapatos limpios en la entrada de casa a la espera de su suerte.

A la mañana siguiente me levanté presa de la emoción y con muchas expectativas. Sabía que había sido una buena chica y que había cosas maravillosas esperándome en mis zapatos. Mi familia se juntó a mi alrededor pero permaneció un poco atrás, aguardando mi reacción y preparándose para explicarme por qué san Nicolás se había olvidado de mí. Se podría haber oído la caída de un alfiler mientras contenían la respiración, mirándose entre sí y preguntándose con la mirada qué iban a decirme.

Abrí la puerta de par en par y allí estaban mis zapatos, en el patio exterior, rebosantes de monedas de chocolate, barras de caramelos y frutos secos. Miré a mi familia con el corazón lleno de alegría y vi que se habían quedado sin habla, completamente mudos. De nuevo se miraron entre sí, pero en esa ocasión parecían estar preguntándose quién lo había hecho. Estaban sorprendidos; ninguno de ellos alcanzaba a saber cómo había sucedido.

Más adelante supieron que nuestro casero, que vivía en el piso de encima, había visto los zapatos vacíos al salir a trabajar aquel día. Sabía que era el día de san Nicolás y por qué estaban allí los zapatos, de modo que regresó inmediatamente a su apartamento y recogió las cosas ricas que me dejó en los zapatos.

Mi familia pareció olvidar que había sido un milagro en cuanto escucharon una explicación «racional», pero desde entonces siempre he sabido que el hecho de creer, de tener fe en que uno merece tener su deseo, de que el universo le ama y le otorgará los milagros cuando sintonice con él, es el mayor catalizador para recibir lo que uno anhela.

Un funeral judío para una Romanov el día de Rosh Hashaná (con chocolate)

por STEPHANIE BARBER HAMMER

Hace diez años tuve un año terrible. Murió mi madre, Barbé Romanovsky-Tirtoff, y justo después también murió mi abuela, Stephanya Romanov. Soy hija única de padres que también son hijos únicos y, a excepción de mi hija, eran mis únicos parientes con vida. Mi madre y yo no teníamos una buena relación cuando murió. Hacía pocos años me había convertido al judaísmo y mi madre –una atea devota y descendiente directa de la familia real rusa– nunca me había perdonado.

De modo que cuando murió mi madre, sentí una doble pérdida: la pérdida de la persona y la pérdida de mi oportunidad de tender un puente sobre el abismo de silencio que había crecido entre nosotras. Estaba especialmente dolida porque quería y respetaba a mi madre. Inteligente, a pesar de no haber ido nunca a la universidad, me enseñó literatura, ópera, alemán y arte; se oponía a la pena de muerte y defendía el derecho al aborto enérgicamente y a voz en grito. Había sido una madre estupenda, hasta el tema judío.

Mi hija Lillian también la quería. No dejaba de preguntarme cuándo se haría el funeral de su abuela.

—¿No puede tener un funeral, aunque no fuera judía ni creyera en Dios?

Hablé con Laura G., la rabí, sobre la situación.

—¿Qué le gustaba a tu madre? –me preguntó.

—El chocolate –respondí sin pensarlo dos veces.

—Entonces hacedle un funeral con un bufet de chocolate –dijo Laura–. Y como no profesaba ninguna religión, elige un escritor que le gustase y úsalo para la ceremonia.

Sin dudarlo, elegí a Wendy Wasserstein. A mi madre le encantaban sus escritos porque Wasserstein amaba la comida y los hombres.

A Barbé Romanovsky-Tirtoff le gustaban los chicos. Miraba los deportes para poder admirar sus magníficos y musculosos cuerpos.

Determinamos que el funeral se llevaría a cabo en mi casa poco antes del Rosh Hashaná, el año nuevo judío. Hicimos turnos para leer la colección de ensayos sobre la histeria de Wendy Wasserstein titulados *Bachelor Girls,* y después de que Laura nos recitara el kadish, circulamos alrededor del dulce de azúcar caliente, del pastel de chocolate sin harina y de los *brownies.*

Los días previos al Rosh Hashaná son importantes. Tenemos la oportunidad de lamentarnos de nuestros errores y de pedir perdón a las personas con las que hemos sido injustos. También de perdonar a los demás. Y te perdonas a ti mismo por no ser perfecto, por enfadarte y por no saber cómo hacer las cosas correctamente.

En el funeral-bufet de chocolate perdoné a mi madre por estar enfadada por el judaísmo, y le pedí —sobre mi plato de *brownies*— que me perdonara por el daño que le había causado.

Esa noche soñé que mi madre me llamaba por teléfono. Hablábamos durante un rato y de pronto me acordaba.

—Mamá, estás muerta –le decía, y ella me respondía con un cálido susurro:

—¿De verdad crees que eso importa?

No importa. Y tampoco importa lo que uno crea, ni si es una princesa rusa o una princesa judía estadounidense, siempre y cuando exista el amor y el perdón.

Y el chocolate.

C*reo que lo que aprendemos todos a raíz de estas historias* es lo que nos dice el antiquísimo mensaje: que la fe, la esperanza, el amor y el chocolate son lo que hace que gire el mundo, y eso se ve claramente durante las Navidades. Todos estamos aquí para desempeñar el rol de ser un cuerpo de Dios, de modo que cuando actuamos como Barbara Hollace, traemos a Dios a la Tierra para esas personas y, en cuanto sienten que Dios las quiere, se manifiesta verdaderamente un milagro. Todos somos capaces de hacerlo, pero debemos querernos y valorarnos a nosotros mismos y saber que Dios nos quiere a fin de compartir el amor con los demás. Todos estamos hechos de la misma materia que Dios y todos somos una familia.

Algún día rezaré para que todos nos convirtamos en una familia, y entonces ocurrirán de verdad los milagros más maravillosos, puesto que habremos creado un mundo que será perfecto por el amor que todos comparten. El jardín del Edén estará aquí con nosotros. Con él vendrán Ananda y la felicidad. Debemos comprender el mensaje de las religiones y no perdernos en sus palabras y rituales, porque causan problemas e infelicidad a Dios. Fíjate en el Día de Acción de Gracias rebosante de amor que logró Barbara; ¡menudo milagro!

Lo que he aprendido de mi amiga Amelia Kinkade, una persona intuitiva con los animales, es que cuando uno se preocupa y sufre, su mente se interpone en el camino y no puede conectar con la consciencia de un animal perdido. Buscando, sufriendo y preocupándonos, no conseguimos nada. Mira lo que ocurre cuando Joanne Gendron halla un modo de zanjar el asunto y adopta a otro gato. Joanne recibe una llamada porque *Frankie* sabe que necesita ponerse en contacto con ella. Por eso el estanque inmóvil y el agua desempeñan un importante papel en los mitos y las religiones. Sólo cuando reina la quietud en nuestra vida y nuestra mente podemos ver nuestro verdadero reflejo en el agua y saber dónde está nuestro animal perdido.

El día que adopté a *Buddy*, nuestro perro, me detuve a echar gasolina de regreso a casa. Cuando abrí la puerta, *Buddy* saltó del coche y corrió hacia la carretera. Todos pararon sus coches y trataron de ayudarme. Finalmente lo cogí y lo llevé a casa. Cuando llegamos, me acerqué tranquilamente a *Buddy*, que estaba en la parte trasera del todoterreno, y reproduje en mi mente las palabras para preguntarle por qué se había comportado de ese modo. Podía oír que me decía que anteriormente había pertenecido a una pareja. El marido era un alcohólico que lo maltrataba y lo encerraba en el coche cuando salía a beber en vez de llevarlo a dar un paseo. Le dije que yo nunca lo trataría de ese modo. Ha necesitado mucho tiempo para no echarse atrás cuando cojo un palo de cualquier clase, ya sea el palo de una escoba o una rama.

Pocas semanas después fui al supermercado con *Buddy* y *Furphy* en nuestra camioneta. Cuando salí del mercado, vi que la puerta lateral de la camioneta estaba completamente abierta. Pensé que debía de haber pulsado el mando cuando me lo había puesto en el bolsillo. Estaba seguro de que *Buddy* habría desaparecido, pero cuando llegué al coche estaba allí sentado tranquilamente. Era *Fuphy* el que no estaba, de modo que empecé a gritar su nombre hasta que escuché a Amelia que decía:

—Bernie, tranquilízate y ponte en la piel del animal.

Lo hice y supe inmediatamente que estaba en el supermercado buscándome. Volví al supermercado y, efectivamente, el guardia de seguridad me vio acercarme y me preguntó:

—¿Es éste tu perro?

Le había dado cosas ricas y lo había estado cuidando.

En una ocasión también dejé a *Furphy* en la puerta trasera de una cafetería porque no permitían la entrada de animales, sabiendo que se quedaría allí esperándome, y más tarde entró alguien con él preguntando de quién era el perro. *Furphy* es un tipo listo y había hallado el camino para llegar a la puerta principal. De modo que le dieron permiso para permanecer debajo de nuestra mesa, impresionados por el hecho de que estuviera tan resuelto a estar conmigo.

Rachel Piccione está en lo cierto: no deberíamos separarnos entre nosotros por motivo de nuestra raza, religión, etcétera. Somos una familia y debemos aceptarlo a fin de sobrevivir y preservar el hogar que todos compartimos –el planeta Tierra–. Todos somos ovejas y, a pesar de que el color de nuestra lana sea distinto, por dentro todos somos del mismo color. Las diferencias están para que nos reconozcamos entre nosotros, no para que las utilicemos de pretexto para separarnos.

Leona Simon era una niña que no se rindió ni escuchó a su familia, que trataba de desalentarla. Vivió el mensaje que había en su interior y el universo respondió proporcionándole aquello que había pedido y necesitaba.

Sobre el escritorio de Dios hay dos placas que hablan acerca de cómo vivir nuestra vida, y la religión no es el asunto del mensaje. La primera placa reza: «No te sientas responsable de todo de un modo personal, completo, eterno e irrevocable; ése es asunto mío». La segunda encaja con lo que hizo Stephanie Hammer respecto a la relación con su madre, y reza: «Olvido todo lo que tú recuerdas y recuerdo todo lo que tú olvidas. Cuando asumimos la responsabilidad y abrimos la puerta al amor y el perdón, no negamos nada sino que sanamos todas las vidas involucradas». Este último mensaje surge a raíz de las enseñanzas del Yamim Noraim.

De hecho, la vida no es lo que creemos, sino cómo actuamos. Si imitáramos a Dios en vez de dejar que las palabras se convirtieran en nuestro Dios, el mundo sería un lugar sumamente tolerante. La vida es un milagro. La creación es un milagro. Tiene que haber una energía inteligente, afectuosa y consciente detrás de todo. El nombre que le damos y el modo en que la veneramos no es la cuestión. Simplemente debemos aceptar que la ciencia y la religión son lo mismo cuando nuestra mente permanece abierta a todas las posibilidades.

Tal y como relataba la madre de Stephanie, que uno esté muerto no significa que no esté consciente. Como dice Stephanie, no importa lo que uno cree sino lo que experimenta. De modo que no hay que dejar que las palabras y las creencias se conviertan en nuestro Dios, nos cierre la mente y nos limite, sino abrir la mente y observar el milagro de la vida.

Este año, cuando mandes postales navideñas acuérdate
de incluir el deseo de que reine la paz mental.

Capítulo Trece

Los finales nunca son el final

Cada nuevo comienzo surge del final de otro comienzo.

SÉNECA

La oruga desaparece, se trasforma en una mariposa, el símbolo de la trasformación, y lucha por liberarse del capullo y comenzar una nueva vida. Para lo que todos estamos aquí es para cumplir y hacerlo: ver nuestra vida como un conjunto infinito de comienzos y nacer constantemente para vivir una vida nueva. Como dijo Joseph Campbell, sólo el nacimiento puede superar la muerte; no el renacimiento de algo antiguo, sino el nacimiento de algo nuevo. Eso es lo que intento enseñar a las personas para que puedan crear una vida nueva a fin de curarse.

Con la muerte de los niños y los animales ocurre algo especialmente desgarrador. Comparten una inocencia, y normalmente cuando fallecen sentimos injusticia porque asumimos que no han vivido el suficiente tiempo en esta Tierra. Con todo, a través de tantas de estas experiencias, estos seres queridos nos enseñan lo que significa vivir realmente.

En una ocasión tuve una paciente de cuatro años llamada Amber; su madre, Patti DiMiceli, explica su historia en este capítulo. Amber está conmigo todo el tiempo porque siempre que doy una conferencia enseño una diapositiva de su dibujo. Amber ha sido una maestra para muchos miles de personas y su amor la ha convertido en una persona inmortal. Hace muchos años entré en la habitación del hospital de Amber y observé el dibujo que había hecho ella aquel día. Mostraba un globo de color púrpura, con una cubierta negra, saliéndose por la parte superior del cuadro. Sabía que significaba que estaba preparada para abandonar su cuerpo y realizar la transición espiritual, algo que puede simbolizar el color violeta. Sin embargo, hubo varios aspectos del dibujo que me desconcertaron.

En la parte inferior del folio estaba el rostro de un niño llorando de color amarillo y verde, dos colores saludables que no encajaban con su deseo de morir. Pregunté a Amber al respecto y me contestó:

—Oh, no soy yo; es el niño que llora en la habitación de al lado.

También había una línea hecha de muchas bolas de colores, como decorativas, que terminaba en una taza con una estrella de cuatro puntas. No pude interpretar lo que significaba. Sin embargo, le dije a Patti que era el momento de dejar de centrarse en el tratamiento contra el cáncer y de llevarse a Amber a casa y demostrarle su amor. Le expliqué lo que sabía del dibujo y lo que no podía interpretar. Patti se llevó a Amber a casa, donde murió sin sufrir el día del cumpleaños de Patti. Más adelante, cuando conté los puntos de colores, resultó que habían sido los días que le quedaban de vida a Amber.

El jardín de nuestra casa es un cementerio de todos nuestros queridos animales. Cada uno tiene una tumba y siguen siendo mis maestros. Todos esos animales me enseñaron algo sobre mi comportamiento que necesitaba incorporar a mi vida para ser mejor persona.

Después de la muerte de uno de nuestros perros, empecé a construir un mojón de piedras apiladas en su tumba. Cada mañana buscaba una piedra y la añadía a la estructura. Una mañana le oí que me decía:

—¿Por qué no me traes una flor?

Esas palabras cambiaron mi actitud durante todo el día porque empecé a buscar la belleza en lugar de buscar una piedra.

Los animales son verdaderos maestros y sanadores. Nuestras hormonas afectivas aumentan cuando acariciamos a un animal, además de que las probabilidades de supervivencia de muchas enfermedades incrementan cuando tenemos animales en casa. Por no mencionar que muchas mujeres conocen al hombre con el que terminarán casándose mientras pasean a su perro.

Si educáramos a nuestros hijos del modo en que educamos a nuestros queridos animales –con amor, confianza, respeto, coherencia, ejercicio, afecto y disciplina– sería un mundo más sano y pacífico.

A pesar de que las siguientes historias tienen un final, las personas que las explican fueron capaces de considerarlas únicamente como otros comienzos en sus vidas.

El milagro del cambio
por Patti DiMiceli

De niña, sabía que había sido elegida. Aún pasarían décadas hasta que descubriera por qué. El verano de 1979 fue caluroso y estuvo repleto de esperanza. Como madre soltera, trabajaba en la construcción para mantenernos a Amber, mi hija de cuatro años, y a mí. Era agotador y desafiante, pero el sueldo era modesto y mi vida finalmente estaba mejorando; hasta que bajé la vista y vi el bulto detrás de la oreja derecha de Amber.

—¡Oh, Dios mío! *¡Cáncer!*

Grité en silencio y a continuación oí una voz.

—No eres tú; es Amber.

La premonición que había tenido el día de su nacimiento –que yo moriría antes de que ella cumpliera los seis años– había sido errónea.

Durante varios meses estuve buscando un médico que mirase más allá. Para cuando lo hizo, el diagnóstico fue funesto: «Rabdomiosarcoma, estadio III». Los medios de comunicación divulgaron nuestra historia por todo el mundo mientras buscábamos todo tipo de terapias contra el cáncer, no solamente la quimioterapia y la radioterapia. Elegimos un centro de investigación de inmunoterapia en Freeport, en las Bahamas.

Amber respondió a la inmunoterapia, pero al cabo de un tiempo cayó enferma de amigdalitis y un nuevo tumor comenzó a crecer. Al habernos marchado de Estados Unidos, no pudimos encontrar a un cirujano que nos ayudara a reducir el creciente tumor. El doctor Burton nos remitió al Hospital Infantil de Montreal a fin de que pudieran ayudarnos los cirujanos canadienses.

Sometieron a Amber a incontables pruebas. Al final, los canadienses tampoco pudieron ayudarla. Dejamos el hospital y salimos a cumplir los sueños de Amber.

—Mamá, quiero ser bailarina –dijo con un júbilo infantil.

Encontramos una tienda de artículos de danza en el Viejo Montreal y salimos de allí con un equipo completo: un tutú, medias, una bolsa y unas zapatillas de ballet.

Una vez instaladas en nuestra habitación del hotel, bañé a Amber y la acosté en la cama. Fui al baño y me di la ducha más larga de mi vida. El agua caliente fluía eternamente y mis pensamientos empezaron a desbordarse: «Cáncer…, tumor…, mi pequeña…, mi bebé. ¿Cómo puedo aguantar esto, Dios? Soy tan humana…, tan débil. *¿Estás aquí? ¿¿¿Me estás escuchando???*».

Me senté en el suelo, puse la cabeza entre las rodillas y escuché:

—Estoy aquí. No mires al futuro. Toma cada decisión a medida que se presente y no antes de tiempo. Serás mi flecha, pero te señalaré el camino.

—¡Está bien, Dios, *muéstramelo!* ¡Necesito *verte* para *saber que existes!*

Me tumbé en el suelo y lloré hasta más no poder.

Salí del baño y vi que mi milagro estaba durmiendo. Me quedé allí inmóvil. Amber estaba echada sobre la espalda como un ángel con su tutú, sus zapatillas de ballet asomando por las sábanas y los brazos alrededor de su bolsa para las zapatillas de bailarina. Mis ojos buscaban sus alas, pero sólo mi alma podía verlas. «Abraza el ángel. Quiérela por completo. Jamás la abandones. Nunca la dejes marchar».

Regresamos a Estados Unidos y buscamos desesperadamente un cirujano que nos ayudara… a ayudar a Amber a *vivir.* Encontré al doctor Bernie Siegel. Desde el momento en que entró en la habitación supe que él era distinto. Le estrechó la mano a Amber y empezó a hablar con *ella,* no conmigo. Aceptó que la admitieran en el Hospital Saint Raphael para ver si podían operarla.

—¿Y qué hay de la publicidad, de la controversia? –pregunté, sabiendo que los medios de comunicación habían estado siguiendo la enfermedad de Amber desde el principio.

Después de haber agotado los tratamientos tradicionales, había decidido salir del mundo de la medicina convencional y buscar terapias alternativas. No sólo fue una decisión altamente controvertida, sino que pudo dar lugar a que los médicos tradicionales emprendieran acciones legales contra mí para tacharme de «inepta», me quitaran a Amber y la obligaran a someterse a los tratamientos contra el cáncer que creyeran oportunos.

—No *tengo* por qué ser médico –dijo con tanta confianza que instantáneamente me sentí agradecida y dispuesta a ceder al control–. La trataré como si fuera mi propia hija –me aseguró.

En ese momento, nada le importaba más a Bernie que hacer lo posible por salvar a Amber –no los demás médicos, ni lo que pudiera afectar a su reputación el hecho de tratarla, ni la controversia sobre el tema del tratamiento alternativo contra el cáncer.

Mientras hacían pruebas a Amber fui a la tienda de regalos del hospital. Estaba haciendo cola cuando escuché una voz que me decía: «Date la vuelta». Vi una gran llave de latón brillante. «Dásela a Amber. Es la Llave del Cielo. Dile que no tendrá que llamar a la puerta. Puede abrir las Puertas Doradas». Supe que había llegado el momento de dejarla marchar.

Bernie empezó a enseñarnos a ayudarla a cruzar, a hacer la transición entre la vida y la muerte, entre este mundo y el más allá. Haciendo uso de «dibujos espontáneos», animó a Amber a dibujar e interpretó su significado. Ella estaba preparada y, para entonces, yo también.

Con el apoyo de Bernie y una dosis de morfina, salí del hospital y me llevé a Amber a casa para que pudiera morir allí. Durante las siguientes semanas mantuve conectada una grabadora; no quería perderme ni una sola palabra de su sabiduría. La habían enviado para enseñarnos a mí y a todos sobre la vida y la muerte.

—Mamá, sé que estoy aquí para ayudar a muchas personas –me dijo.

No dejaba de dar muestras de su sabiduría.

Un día me llamó para que me sentara a su lado y me dio un regalo que cambió mi vida para siempre.

—Mamá, cuando muera seguiré siendo Amber, sólo que seré *diferente*.

Ahora sé que no «morimos» y que no he «perdido una hija». La muerte simplemente es un *cambio*.

A las 12:05 del mediodía del día de mi vigésimo séptimo cumpleaños, Amber entró en coma. La vestí con el equipo que había elegido para «morir e ir al Cielo», la tumbé en el sofá y me quedé a su lado. Respiraba con mucha dificultad. Parecía estar cansada, agotada del dolor y preparada para ser libre.

Una lágrima le cayó del ojo. Y luego otra. Y otra.

—Amber, todo está bien, no llores. Estaré bien, te lo prometo. Te quiero.

Podía oírme.

—Vete ahora, Amber. Ve junto a Dios. Ve junto a Dios, Amber.

Mientras terminaba de pronunciar estas palabras dejó de respirar. Su rostro se iluminó y brilló como un ángel. Físicamente empecé a notar a Dios y sentí un cosquilleo en el cuerpo, desde la cabeza hasta los dedos de los pies. Murmuré las únicas palabras que pude pronunciar:

—Gracias, Dios. Gracias.

La muerte de Amber fue mi milagro. No me abandonó; sólo cambió. La veo en la danza de una hoja mientras cae al suelo, en la danza de las mariposas que visitan mi jardín de flores, en las graciosas payasadas de *Annie* (nuestro terrier de Jack Russell) y en las cosas que dejó atrás. Mi corazón no está roto, sino abierto a la posibilidad de verla y de ver las muchas pequeñas formas en las que sigue diciendo:

—¡Hola, mamá! ¡Estoy aquí!

Reabrirse al amor

por JEANETTE LEBLANC

En uno de sus últimos libros –101 ejercicios para el alma– Bernie dice que «el modelo de rol ideal es el de un abrigo de piel». Tengo que estar de acuerdo con él.

Tras haber preguntado por el «caniche de la enfermería» de una perrera de Colorado, lo primero que me dieron fue un perrito diminuto y tembloroso. Parecía fundirse sobre mi brazo, y luego dejó de temblar y sus expresivos ojos negros ovalados dijeron en silencio: «Quiéreme, por favor».

Nadie más lo hizo, o por lo menos nadie vino a por él. Así que una semana más tarde me presenté para ser su dueña y le puse de nombre *Pierre.*

Mi marido e hijo lo querían mucho, pero sin duda era mi perro y reclamaba mi regazo desde el momento en que me sentaba. Sus espontáneos saltos aéreos de alegría cada vez que entraba por la puerta principal eran como una ovación canina. «¡Mamá está en casa!».

Al cabo de poco tiempo era un perro amado, alimentado y nutrido; su pelaje de color albaricoque se tornó sedoso y su figura se volvió esbelta al convertirse en un aficionado de las emociones universales para perros –paseos aventureros, trayectos en coche espontáneos y alimentos sabrosos–. Le encantaba disfrutar del sol, algunas veces tumbado con el vientre al aire y una ligera e irrefutable sonrisa en su esbelto rostro de caniche.

El tiempo volaba como un surrealista paseo dominical en el coche familiar, con tantos recuerdos de vistas, sonidos y fragancias. La nariz con forma de diamante de *Pierre* olfateaba todo en cada uno de nuestros paseos, mientras salíamos de los suburbios junto a los acantilados para adentrarnos en el desierto de una isla en el noroeste del Pacífico.

Pasó más de una década y mi hijo dejó de ser un preescolar fanfarrón para convertirse en un estudiante de instituto, mientras mi marido y yo cruzamos de improviso los cuarenta y entramos oficialmente en la «edad madura». *Pierre* todavía estaba lleno de vida –a pesar de ser un perro de avanzada edad–, tenía un gran corazón y una visión cada vez más deficiente. Dormía más y jugaba menos, pero todavía le encantaba ladrar a los ciervos que vagaban por la colina y escapar de las águilas que pasaban por lo alto durante nuestros paseos por la costa. Lo llevaba cerca de mí, y al cabo de poco tiempo pronto tenía que sostenerlo para subir y bajar las escaleras y pasaba todos los minutos que podía con él. El veterinario volvió a asegurarme que yo estaba haciendo todo lo que podía y que «si él fuese perro, le gustaría ser nuestro perro». Un extraño consuelo, la verdad.

En lugar de paseos, empezamos a hacer largas siestas al sol en el patio trasero. Con cuidado, lo colocaba sobre el césped recién cortado y, con la hierba bajo las patas y la brisa acariciando su pelo fino, olfateaba con la nariz. Había vuelto esa sonrisa de caniche, con los labios curvados hacia arriba con más dulzura que nunca. Sus ojos se habían vuelto opacos; las cataratas acababan de convertir sus ojos marrones oscuros en una sombra fantasmal de color azul. Me miraba, casi como si pudiera ver a través de mí. *Por favor, no te vayas*, pensé. Me senté a su lado en el césped para compartir la calidez del sol y sentir durante un tiempo más los latidos de su corazón.

Ése fue el lugar en el que lo enterré, envuelto en un manto de seda rojo, con flores y el susurro de plegarias, como si eso detuviera la fría humedad de la tierra o los sollozos temblorosos que pronto me invadirían al sentirme sola en casa. Dejé que la hierba creciera y cubriera su tumba, pues prefería que mis recuerdos se quedaran dentro. Todavía era demasiado doloroso.

Hubo personas que me dijeron que consiguiera otro perro, pero les dije que no iba a hacerlo. Entonces, en un momento de debilidad, encantada por un calendario de animales dignos de ternura, me llevé a casa dos cachorros de caniche.

Zoey es un lindo animal de peluche, una bola de pelo blanco con una nariz negra con forma de botón, unas orejas con sombras de color albaricoque y la costumbre de ladear la cabeza de un lado a otro cuando siente una intensa curiosidad. *Chloe* es una perra de verdad, con el aspecto clásico de un caniche de juguete y una nariz marrón, con un ligero color hueso. Es territorial y autoritaria con su hermana, a pesar de que *Zoey* pesa medio kilo más. Son adorables. A pesar de todo, estoy deprimida.

Les arrojo sus juguetes. Las educo; son inteligentes, así que no me lleva mucho tiempo. Cada día las cuido; las acaricio, las alimento y juego con ellas. *Chloe* y *Zoey* no son *Pierre*, y nunca lo serán. Pierre era un perro inigualable, que capturó mi eterna devoción con su personalidad más que humana, su gran elegancia y su voluntad heroica para vivir, no muy distinta de la de *Smudge,* el extraordinario conejo de Bernie. ¿Cómo compararlo con dos hermanas cachorras, dulces pero tontorronas?

Un día las llamo y no me hacen caso. Siempre se acercan, meneándose y moviendo la cola. Pero esta vez no están en ninguna parte. Busco en todas las habitaciones del piso de arriba y la planta principal. Salgo afuera a toda prisa y las llamo por su nombre –nada–. Vuelvo a salir, con el corazón latiendo con fuerza, temiendo haberme dejado una puerta abierta.

Cuando las veo, están tumbadas una al lado de la otra como gemelas centinelas en el lugar exacto donde había enterrado a *Pierre*. Extrañamente tranquilas, sin jugar ni dormir, sino sentadas, hipervigilantes, como si sintieran curiosidad por algo invisible. *Zoey* inclina la cabeza.

Me siento en la hierba y empiezan a caerme las lágrimas.

Entonces me ven. Doy fe de dos pares de ojos –dos perras únicas– que, sin lugar a dudas, expresan: «Por favor, quiérenos». Como *Pierre,* pero sin ser él. Me observan con la creciente expectativa de los cachorros. Quiero. Realmente quiero. Para volver a querer, tengo que respirar, sufrir la muerte de *Pierre* y dejarlo marchar. Tomo esa inspiración profunda. Hay suficiente amor. Siento mi propia respuesta: las quiero y las querré. Sonrío, y *Zoey* y *Chloe* se acercan a mí corriendo.

Pedir la aparición de los ancestros
por KAYLA FINLAY

Uno de los años más memorables para mi familia fue el 2007. En febrero, mi padre adoptivo murió de un tumor cerebral expansivo; al cabo de poco ayudé a mi madre, que estaba enferma de alzhéimer, a trasladarse a Virginia para que estuviera cerca de mi hermano. El 5 de julio, el que pronto sería mi marido y su mejor amigo Carl iban en sus respectivas motocicletas cuando de pronto Carl chocó contra la parte trasera de un coche y murió en el acto. Tengo un recuerdo muy borroso de los momentos posteriores. Durante días todos estuvimos en estado de *shock*. Mi prometido y yo nos conocíamos desde hacía veinte años, pero habíamos dudado de si contraer formalmente matrimonio. Sin embargo cuando la muerte nos tocó tan de cerca, nuestro modo de ver la vida cambió y, quizás con más apreciación, entre las emociones del momento finalmente decidimos casarnos.

Los sucesos que ocurrieron en las siguientes dos semanas fueron excepcionalmente sorprendentes. Mi prometido le pidió a la viuda de su mejor amigo que fuese la «padrina», ocupando el lugar de su marido fallecido en la ceremonia de nuestra boda. Deseaba que mi padre pudiera estar allí, así que le pedí al padre de su mejor amigo si podía hacerme el honor de acompañarme hasta el altar.

Si bien de manera temporal, aunque cortésmente, la idea de que había surgido algo bueno a raíz de toda esta tragedia había conseguido aliviar a nuestra «padrina» del dolor por la muerte de su marido. Siempre había creído que debíamos casarnos, así que se lanzó a planear esta ceremonia de boda con gran alegría y amor por la vida incluso en mitad de su dolor por la pérdida de su marido.

Pretendíamos que fuera una pequeña ceremonia íntima, sin embargo, creció hasta convertirse en una auténtica ceremonia de boda con vestido blanco, damas de honor y un sanatorio atestado de nuestros familiares y amigos. Elegimos una combinación de ceremonia de estilo tradicional y alternativa y un pastor interreligioso para llevar a cabo los honores, con tambores e incienso en honor a mi herencia nativo americana.

Durante el comienzo de la ceremonia invitamos a los espíritus de nuestros ancestros para que se unieran a nosotros en la celebración del día, y luego invitamos a los espíritus de mi padre y de Carl, el mejor amigo de mi marido. Aquel día se respiraba en la atmósfera una sensación de belleza y amor. Dos semanas después de la muerte de un buen amigo, nos hallábamos todos celebrando la vida y el amor. La sensación fue mágica y casi mística, y todos los invitados lo comentaron durante mucho tiempo después de la boda.

Para incluir a nuestros invitados en el proceso de celebración, dejamos una cesta de cámaras de usar y tirar para que las utilizaran a fin de capturar su perspectiva de este día especial. Al término de la celebración, les pedimos que volvieran a depositar las cámaras en la cesta para poder revelar las fotos. No pensábamos que alguien capturaría una fotografía del espíritu de mi padre alzándose desde la habitación adyacente a la sala en que se celebraba la ceremonia; una habitación en la que había vivido rodeado de su familia –nosotros– durante los seis meses previos a su muerte. La primera vez que vimos la fotografía me quedé sin habla. ¡Nunca había visto algo parecido! Había tres orbes de energía que se originaban en la ventana de su habitación, ascendían al cielo y regresaban a la ventana.

Enseñé la fotografía a nuestra «padrina» y luego a los padres de Carl. Su madre dijo algo bastante inesperado. Observó la fotografía y sencillamente dijo:

—Oh, me alegro de que alguien le sacara una foto. Yo también lo vi.

Cuando pregunté por qué diablos no nos lo había señalado al resto la primera vez que lo vio, respondió:

—Bueno, lo vi y simplemente dije que alguien os estaba observando, y la persona que había detrás de mí me dio la razón.

Hice una ampliación de la fotografía con la esperanza de que revelara más detalles o de que la imagen se difundiera. Cuanto más aumentaba el tamaño, sabíamos con mayor certeza lo que teníamos ante nosotros. Cuando se la mostré a un fotógrafo profesional que había asistido a nuestra ceremonia, palideció y dijo:

—Es lo que crees que es. No es una mancha del negativo ni una ilusión óptica. Sólo de observarla me dan escalofríos.

Todas las personas que la vieron reaccionaron de forma similar, con incredulidad y escalofríos.

Al cabo de unos meses recibí la llamada de una amiga que también había estado en la boda; me dijo que finalmente había revelado el carrete de su cámara y que tenía una fotografía en la que aparecía una imagen extraña. Inmediatamente le pregunté:

—Oh, ¿es la fotografía que hicimos en el césped de la parte delantera con los orbes del espíritu de papá proyectándose desde la ventana?

A lo que, para mi sorpresa, respondió:

—No, es una fotografía de tu «padrina» en la galería mientras volvía del altar, después de la ceremonia. Tienes que verla. Hay una bola de luz a su alrededor.

Sabía que era Carl. Habíamos invitado a los espíritus de papá y de Carl y ellos habían aceptado la invitación a nuestra boda en Spirit Creek.

Reflexión sobre los milagros

Patti DiMiceli explica que se llevó a Amber a casa y que, el día del cumpleaños de Patti, Amber murió. Más adelante, Patti me dijo por teléfono que ese día Amber se había acercado a ella y le había dicho: «Mamá, voy a morir hoy para liberarte de todos los problemas». Cuando fui y observé los dibujos de Amber y conté los puntos de colores, descubrí que representaban el número de días de vida que le quedaban a Amber y que la estrella de cuatro puntas era su regalo de cumpleaños, que representaba su vida y renacimiento y también el cumpleaños de Patti.

Las últimas palabras de Patti sobre mariposas, hojas y animales también son bastante idóneas. La mariposa es el símbolo de la trasformación, y las hojas que caen nos dicen que mostremos nuestra belleza antes de desprendernos del árbol de la vida. La vida es en realidad un conjunto de comienzos. Cuando nos tomamos cada nueva experiencia como un aprendizaje, comenzamos una vida nueva con las lecciones aprendidas en lugar de terminar nuestra vida a causa del temor al cambio.

Los perros de Jeanette LeBlanc, *Chloe* y *Zoey*, se convirtieron en sus terapeutas porque sabían lo que ella pensaba y sentía. Lo mismo pueden hacer todos los animales si los escuchamos y observamos lo que tratan de decirnos.

Jeanette menciona a *Smudge*, nuestra coneja, que también fue una maestra. Saltaba al sofá y agarraba con los dientes cualquier cosa que estuviera leyendo, lo lanzaba al suelo y me decía: «Frótame el vientre». Pero lo que realmente me convenció de la existencia de la comunicación animal fue nuestra rutina de cada tarde: por las mañanas salía por su puerta, pero por las tardes, cuando salía a buscarla a nuestro patio vallado, empezaba a correr para evitarme. Así que una noche le dije, consciente pero mentalmente: «¿Por qué no me dejas cogerte y traerte a casa?». Pude oír su respuesta en mi mente: «Porque no tratas a los gatos del mismo modo». Le expliqué que estaba preocupado por ella y los posibles depredadores y que los gatos podían protegerse a sí mismos. Desde esa noche en adelante, me dejó cogerla sin tratar de evitarme.

Me resulta fácil leer y aceptar lo que vivió Kayla Finlay porque, tanto en mi vida personal como profesional, he vivido situaciones místicas muy parecidas. Me gustaría pedir a todo el que esté leyendo estas líneas que esté dispuesto a aceptar y creer en sus vivencias y a no cerrar la mente a cosas que no comprende o que no alcanza a explicarse. En el terreno personal, cuando mi padre murió, los que estaban presentes en la sala vieron cómo abandonaba su cuerpo de forma similar a lo que describe Kayla en sus fotografías.

Creo que su boda allanó el terreno para que ocurriera algo semejante. Todos estaban en un lugar en el que reinaba la paz y el amor, estaban sanando las heridas a causa de sus pérdidas y, por consiguiente, estaban abiertos a la presencia de elementos místicos y espirituales, que nos rodean en todo momento.

No puedo sino añadir que también nuestras mascotas nos ayudan a reír cada día. Nuestra gata, llamada *Milagro,* vivió más de veinte años, fue un regalo y un milagro y eligió morir el día del cumpleaños de uno de nuestros hijos para que nunca la olvidáramos.

Creo que esta cita maravillosa lo dice todo:

Nuestra vida consiste en aprender la verdad de que alrededor de cada círculo puede trazarse otro; de que en la naturaleza no hay final, sino que cada final es un comienzo y que, debajo de cada capa se abre una profundidad todavía mayor.

RALPH WALDO EMERSON

Capítulo Catorce

Milagros del más allá

Quizás no haya estrellas, sino aberturas celestiales por las que mana y brilla el amor de nuestros seres queridos para hacernos saber que son felices.

PROVERBIO ESQUIMAL

Mi padre y su hermano se preocupaban por el lugar donde enterrarían a la familia. De niño muchas veces los ayudaba a arreglar y cuidar de las plantas y las lápidas. Lo que juzgaba muy morboso era que se tumbaran en el lugar en el que un día estarían enterrados y hablaran sobre el modo en que querían estar enterrados en relación con las vistas y con la luz del sol.

Bien, cuando mi padre murió y llevaron el ataúd a su tumba, estaba en la dirección contraria a la que él había deseado. Me sentí mal cuando levantaron el ataúd, pero entonces los hombres que se encargaban de hacerlo le dieron la vuelta, invirtieron la posición de su cabeza y sus pies, y lo depositaron en la tumba. No pude explicarme de ninguna manera cómo fue posible que los hombres captaran el mensaje e hicieran lo que hicieron, pero el deseo de mi padre se hizo realidad.

Existen indicios de que la comunicación puede establecerse por medio de la consciencia y que no necesita el cuerpo. Cuando mis padres murieron, recibí la llamada de Monica, una mística amiga mía; no vivía cerca de nosotros así que, en un plano consciente, no sabía nada acerca de mi familia. Monica me dijo que mis padres estaban felizmente juntos y que alguien al que le gustaba el chocolate y los cigarrillos les estaba enseñando el lugar.

—¿Sabes quién puede ser?

Antes de que pudiera responder, añadió:

—Oh, es Elisabeth Kübler-Ross. Está enseñando el lugar a tus padres.

Sí, Elisabeth había sido una buena amiga y una maestra para mí.

Hace años me lesioné la pierna mientras entrenaba para una carrera. Durante una reunión de médicos holísticos mi mujer y yo conocimos a Olga Worrall, una terapeuta famosa en todo el mundo. En una ocasión varios físicos atómicos, además de otros profesionales, la sometieron a unas pruebas y demostraron que sus manos podían cambiar la trayectoria de las partículas atómicas y energizar el agua; las plantas que se regaban con el agua que ella había tratado crecían más rápido que las plantas que se regaban con agua que no había tratado. Mi mujer me aconsejó que le preguntara si podía curarme. No era creyente y me avergonzaba demasiado preguntar, así que mi mujer se adelantó y preguntó.

Olga se acercó a dónde me hallaba sentado y puso las manos sobre mi muslo. Sentí como si me hubieran puesto encima dos planchas calientes, pero cuando me puse las manos sobre la pierna no sentía nada de calor. Olga terminó al cabo de varios minutos y, cuando me levanté, ya no sentía ningún dolor y al día siguiente pude correr. El comentario de Olga fue que ella no era la que me había curado, sino que simplemente había hecho de conducto de la energía del universo y la había dirigido a través de sus manos. He descubierto que todos somos posibles conductos de esta energía universal.

Tras aquella experiencia tuve que estar de acuerdo con ella.

En las siguientes historias, Rowena, Andrea y Cindy han sido capaces de comunicarse con seres queridos que han fallecido; una hazaña que no es nada menos que un milagro.

Sentido del humor

por ROWENA WILLIAMSON

Mi marido Phil y yo solíamos decir que nuestro matrimonio se basaba en el amor y el sentido del humor. A él le encantaba gastar bromas inofensivas y a mí me gustaba hacerle regalos ridículos. En uno de sus cumpleaños le regalé una cartulina recortable a tamaño real de John Wayne, su actor de cine favorito, y la instaló en su taller, donde construía bellos muebles.

Un día, cuando abrí la puerta del armario para coger algo de ropa, me di cuenta de que había un hombre entre las sombras. Grité y di un salto atrás. Entonces oí una risita reveladora procedente del salón. Sí, el peregrino y viejo John estaba entre mi ropa.

Cuando a Phil le diagnosticaron un cáncer incurable, sobrellevó el dolor con tranquilidad pero con destellos de su antiguo humor; tocaba como un loco una campana sólo para que acudiera a la habitación y me mostrara una sonrisa. Finalmente Phil murió y perdí al amor de mi vida. Aquella noche, después de un día tan profundamente doloroso que apenas podía respirar, me quedé dormida en algún momento después de las dos de la madrugada. Me pareció que habían pasado unos pocos minutos cuando la lámpara de la cama, que estaba atornillada a la pared, cayó justo al lado de mi almohada. Me levanté de la cama y encendí la luz de la habitación. Me sentía extrañamente tranquila mientras miraba alrededor de nuestro dormitorio.

—¿Phil? –pregunté.

¿Había sido un último ejemplo de su inquebrantable sentido del humor? Sé que lo sentí a mi lado.

El anillo del amor

por ANDREA HURST

Había sido un año difícil. Había perdido a mi mejor amiga a causa del cáncer, mi matrimonio se estaba rompiendo y, en ese momento, estaba haciendo una última inspección antes de irme del hogar familiar. Echaba de menos el cálido apoyo de mi abuela y la fortaleza que siempre me había demostrado. Había fallecido hacía años, y la única posesión que todavía tenía y que había sido suya, un pequeño anillo de oro y plata, también había desaparecido.

Esperaba encontrar el delicado anillo cuando hiciese las maletas, pero no había sido el caso. Atravesé la habitación de mis hijos, en ese momento tan vacía, y salí al patio por la puerta de atrás. Los nuevos compradores habían sido claros: querían que el pequeño establo también estuviera completamente vacío. ¿Qué más podía haber allí todavía? Mi marido me dijo que se había llevado todas sus herramientas y cajas.

Entré al establo y escudriñé las paredes. Aún había algunos artículos de jardín, así que los cogí y me los llevé. En un estante del fondo había una manguera de plástico que pertenecía a una máquina que hacía años que no teníamos. Suspiré. ¿Por qué diablos Michael la había dejado allí para que yo me deshiciera de ella?

Traté de levantarla del estante, pero era tan voluminosa y pesada que tuve que levantarla con esfuerzo y ponérmela sobre los hombros. Justo cuando la manguera me cayó sobre la clavícula, oí un suave sonido sibilante en el aire y el sonido de algo que caía sobre el suelo de madera. No podía dar crédito de lo que veía: el anillo de mi abuela brillaba junto a mis pies.

¿Qué probabilidad había de que el único artículo que quedaba allí me golpeara en la espalda del modo oportuno? Sabía que era mi abuela; me había alcanzado desde el otro lado para brindarme el milagro de su amor y estaba a mi lado en cada paso del camino.

El amor nunca muere
por CINDY HURN

Separados por dos países y un océano, papá y yo no nos habíamos visto durante varios años y él estaba bastante enfermo. En el 2001 regresé a Estados Unidos para empezar una nueva vida. Al principio volé hasta la Costa este y me quedé con mi hermana y mi hermano, pero antes de marcharme a la Costa oeste pasé por Florida para visitar a mis padres. Por la tarde mi madrastra fue a la peluquería, así que papá y yo pudimos pasar un tiempo juntos a solas; ella sabía que probablemente sería nuestra última visita.

—Papá, cuando mueras, ¿cómo sabré que sigues aquí? –le pregunté.

Sin parpadear, respondió:

—El amor nunca muere. Nuestros corazones siempre estarán juntos. Pero, si me echas de menos, mira al cielo. Cuando veas un águila sabrás que estoy contigo.

Sabía la afinidad que tenía mi padre con los pájaros, especialmente con las águilas norteamericanas, de modo que su respuesta no me sorprendió. Unos años antes, cuando vino a verme a Canadá, quedó fascinado con las dos águilas que estaban anidadas en lo alto del abeto Douglas que había detrás de nuestra aislada propiedad. Cada vez que salía, parecía como si lo conocieran; volaban en círculos a lo alto y llamaban su atención con chillidos punzantes hasta que sonreía y las saludaba.

Cuando me instalé en Sacramento permanecí atenta a los pájaros que volaban por el cielo. A pesar de que a menudo veía halcones, cuervos y otras aves rapaces, nunca vi ninguna águila. La región estaba superpoblada. ¿Cómo me alcanzaría el espíritu de papá si allí no había ni una sola águila? Cuando murió, conservé la esperanza de ver alguna señal suya, pero no volaba ni chillaba ninguna águila.

Tres meses después llegó un paquete. Lo habían mandado directamente de una empresa de catálogos y contenía una hoja de embalaje con la dirección remitente de mi madrastra. ¿Qué podía ser? Mamá nunca enviaba regalos. La llamé, pensando que quizás se había equivocado.

—No sé qué me ha pasado –rió en tono de disculpa–. Simplemente vi este catálogo de cometas el otro día y de pronto sentí la necesidad imperiosa de pedir una para ti. ¡Y eso hice! Espero que disfrutes. Hazme saber cómo va.

Aún perpleja, abrí el paquete y, siguiendo las instrucciones, empecé a montar la cometa. Primero fijé las varillas de bambú en las alas extendidas y la cola. A continuación, los até a la parte trasera del cuerpo con forma de pájaro, como aparecía en el gráfico. Luego di la vuelta al cuerpo y estiré de la cuerda hasta que la cabeza del pájaro, con su firme pico ganchudo, se alzó hasta colocarse en su posición. Cuando estiré la última cuerda se le expandió el pecho, dejando al descubierto un brillante corazón rojo pintado en el pecho. Miré los ojos penetrantes del pájaro, que miraban directamente a los míos, y su depredadora boca abierta que chillaba sin emitir ningún sonido. De pronto caí en la cuenta: ¡era mi águila!

Volví a llamar a mama y le pregunté qué la había inducido a hacerme ese regalo. ¿Le había comentado papá alguna vez de lo que habíamos hablado?

—No –contestó perpleja a mi pregunta–. Cuando vi la cometa pensé en ti sin más y tuve que comprarla, eso es todo. ¿Sucede algo?

—Nada, en absoluto, mamá. No podrías haber acertado más.

Al margen de donde viva ahora, tanto si es en una ciudad, en un pueblo o en el campo, cuando me siento en mi escritorio a escribir tengo el confortable pensamiento de que, colgando del techo y sobre mi espalda, hay una águila con las alas extendidas y un corazón de color rojo brillante en el pecho.

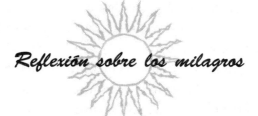

Reflexión sobre los milagros

Existe un saber, una conciencia y un conocimiento en el interior de todos nosotros que se comunica con el inconsciente colectivo cuando lo necesitamos. Andrea Hurst necesitaba una señal y apareció milagrosamente el anillo de su abuela. Logró el regalo que necesitaba justo en ese momento.

El matrimonio de Rowena Williamson se parece mucho al mío. Inventé una palabra nueva, *liove,* que significa vivir, amar y reír. De eso están compuestas las relaciones. En una ocasión, guardé la compra que mi mujer había traído a casa ese día y lo único que ella hizo fue criticarme por poner los tomates en la nevera. De modo que le escribí un poema titulado «Divorcio». Se rio, echamos al abogado especializado en divorcios y sacamos los tomates de la nevera. La risa elimina el temor y sana nuestro dolor.

No es casual que la lámpara cayera. Cuando las personas se sienten seguras comparten las situaciones místicas que les han ocurrido. Podemos oír la voz de nuestros seres queridos, ver sus espíritus o encontrar cosas que significaban mucho para ellos. Después de morir el hijo de un hombre de Connecticut, hubo una hermosa mariposa que lo acompañaba cuando salía a pasear. Su hijo había coleccionado mariposas y, cuando el hombre regresó a casa, buscó esa especie de mariposa en los libros de su hijo y descubrió que solamente habitaba en Sudamérica.

En un grupo de apoyo a pacientes de cáncer que dirigía, una mujer habló de su hija fallecida, a la que le encantaban los pájaros. Explicó que un loro había interrumpido la boda de su hermana y que todos sintieron que era su hija. En ese momento, un pájaro se posó sobre la ventana de nuestra sala y, por supuesto, todos sintieron que era su hija que aparecía de nuevo. Debo añadir que, durante los muchos años que había estado sentado en aquella sala, nunca un pájaro se había acercado tanto a la ventana.

El amor es permanente, como afirma el título de la historia de Cindy, por eso siempre está presente y listo para que aquellos que viven en el momento lo sientan y conozcan. Tarde o temprano nuestro cuerpo perecerá, de modo que si queremos ser inmortales debemos amar a alguien. El amor es lo único que permanece y es el puente entre el mundo de los vivos y el mundo de los muertos.

Cree, y la puerta también permanecerá abierta
para tus milagros.

Capítulo Quince

Bernie Siegel: el milagro

Bernie Siegel... mi milagro

Conocí a Bernie hace más de treinta años, mucho antes de que se diera a conocer en todo el mundo, cuando todavía no había escrito ningún libro.

Tenía más compasión que nadie. Solía sentarse en la habitación de pacientes moribundos durante horas para que supieran que alguien se preocupaba por ellos.

En el hospital, solía luchar en solitario por sus convicciones y conocimientos, que superaban con creces los de los médicos convencionales. Después de muchas batallas ganó.

Nunca temía a los pacientes moribundos, sino que les daba coraje para vivir.

Les mostraba que tenían una identidad por la que merecía la pena luchar.

Era —y sigue siendo— un milagro.

SUSAN DUFFY

*C*uando *las personas dicen que las inspiro,* sé que es porque la inspiración que les consigo sacar reside en su interior. Yo no puedo colocarla allí. Sé que soy el *coach* y que ellas son los verdaderos actores y las verdaderas estrellas, pero también sé que podemos ser un equipo. La naturaleza nos brinda la oportunidad de crear milagros. Cuando decidí viajar menos y, aun así, seguir ayudando a las personas, le pregunté a la naturaleza qué debía hacer. La naturaleza respondió enseñándome cómo las plantas esparcen sus semillas sin moverse de lugar. Así que decidí esparcir mis semillas y, por medio de mis libros, correos electrónicos, conferencias y demás, es posible encontrarme en todo el mundo.

Volver a escribir

por Jennifer Giuffre-donohue

En la universidad me mandaron leer uno de los libros de Bernie Siegel y, desde ese momento, me cautivó su positivismo. Las historias acerca de sus ideas poco convencionales y de los excepcionales pacientes sobre los que escribía me resultaron sumamente sorprendentes y ejercieron un gran impacto en mi modo de ver la vida a partir de entonces. ¿Quién iba a saber que tantos años después volvería a recurrir al doctor Bernie y a sus discos compactos a fin de superar mi propia historia de cáncer?

Aspiro a ser escritora, pero cuando comencé la quimioterapia, incluso a pesar de ser una persona muy positiva, perdí las ganas de escribir. Simplemente estaba demasiado cansada y no estaba de humor. Un día, mientras esperaba para la sesión de quimioterapia, tenía en la mano uno de los libros del doctor Bernie. Otro paciente advirtió lo que estaba leyendo y entabló una conversación conmigo porque también llevaba uno de sus libros. Resultó que, entre otras cosas, era un escritor de ochenta años. De hecho, era un autor publicado y en aquel momento estaba trabajando para un nuevo libro.

Nos vimos en diversas ocasiones y nos hicimos amigos. Algunas veces llevaba un gorro de pato y pensaba para mis adentros que, sin lugar a dudas, era un admirador del doctor Bernie. Realmente lograba dibujar una sonrisa en mi rostro. Por desgracia murió a causa del cáncer que padecía, pero me dejó una huella duradera y me dio la inspiración que necesitaba para volver a coger un bolígrafo. Pensaba que si él podía hacerlo, también podía hacerlo yo.

«*Adoctoramiento*»

por El Dr. Matt Mumber

Un milagro puede definirse como la conciencia repentina del abandono de una forma antigua de ver las cosas o de estar en el mundo. En este sentido, Bernie ha llevado a cabo varios milagros a lo largo de mi carrera hasta convertirme en un oncólogo especializado en radioterapia, es decir, un médico que trata a los pacientes de cáncer con radioterapia.

El comienzo de mi carrera para convertirme en médico, que me gusta llamar «adoctoramiento», lo resumió uno de nuestros médicos clínicos responsables durante el primer año en la Facultad de Medicina. Era un hermoso día soleado de primavera. Justo después de un breve descanso para el almuerzo, los alumnos tenían más dificultades de lo habitual para disponerse en la clase, que era un aula semioscura parecida a un auditorio. Este médico y profesor era distinto de la letanía de doctorados en ciencia básica que nos habían estado enseñando las minucias de las funciones bioquímicas, histológicas y fisiológicas del cuerpo humano. Este profesor era un médico real; un médico responsable de comenzar nuestro curso de Introducción a la Medicina Clínica, una incursión muy esperada para la cual todos estábamos allí: estar con pacientes. Iba vestido con el uniforme tradicional de la medicina clínica –una bata larga y blanca de laboratorio que le llegaba casi hasta las rodillas, con su nombre y su departamento bordado en el bolsillo y un estetoscopio metido en uno de los grandes bolsillos laterales, donde asomaba parcialmente–. La combinación entre el aire primaveral y el entusiasmo por este salto a la atención centrada en el paciente dio lugar a un murmullo palpable en una sala que normalmente estaba en silencio.

Tras varios minutos de empujones y ajetreo entre los estudiantes, uno de mis compañeros tuvo la audacia de preguntar:

—¿Podemos dar la clase fuera para disfrutar del día?

El médico medio sonrió y respondió con tono cansino:

—Todos tenéis que acomodaros. Aprenderéis a no mirar afuera.

Con gruñidos audibles, los estudiantes volvieron rápidamente al modo de recepción de información.

Esta frase –«Aprenderéis a no mirar afuera»– define la actitud con la que nos alentaron a aprender a atendernos a nosotros mismos y a nuestros coetáneos en calidad de médicos. Nos enseñaron a mirar solamente nuestros libros de texto y la literatura científica y a evitar observar cosas más confusas como nuestras propias necesidades físicas, emocionales o espirituales, un hecho que rápidamente se tradujo en considerar a los pacientes como organismos operativos que constituían todas las diversas funciones que habíamos memorizado para los exámenes. Los rasgos emocionales, físicos y espirituales únicos de los pacientes sólo eran importantes si podían medirse y definirse con claridad. Nuestro trabajo consistía en identificar y combatir las enfermedades que se manifestaban en el organismo del ser humano de una forma mensurable.

Había pensado en dejar la carrera de Medicina antes de leer el libro de Bernie titulado *Amor, medicina milagrosa,* el verano después de mi primer año en la facultad. Lo conocí en la gira de conferencias de aquel verano, donde comprendí que mirar fuera de los libros y en el interior de las personas no sólo era eficaz en medicina sino que era eso en lo que consistía ser médico. Bernie me recordó lo que sabía en mi corazón; que lo que me había impulsado a estudiar Medicina era la asistencia a uno mismo y a los demás con amor. Este amor tenía sentido. Ayudaba a aliviar el sufrimiento y a fomentar el goce de la vida. También funcionaba, pues hacía que el organismo recobrase la salud de formas que no podían lograrlo los simples procesos biomecánicos.

Bernie me animó a mirar a mi alrededor, tanto por dentro como por fuera y de todas las maneras posibles. Cuando llegó el momento de elegir una especialidad, me ayudó a tomar la decisión mediante el uso del dibujo, una herramienta milagrosa para la sanación y la conciencia. Ahora, veinte años después, estoy fascinado por la precisión casi clarividente del dibujo que me llevó a elegir Oncología Especializada en Radioterapia. Es un montaje que sin duda predijo buena parte de lo que contiene actualmente mi vida cotidiana, a veces con detalles específicos: tres hijos, un trabajo en un centro de retiro espiritual y un vínculo con mis pacientes y familiares que nos mantiene unidos mientras atravesamos juntos el sendero del cáncer.

Paso mis días facilitando la trasformación; deshacerse de la antigua forma de ver las cosas y de estar en el mundo de tal modo que no sólo pueda aparecer algo nuevo, sino que desarrolle resistentes raíces. Sé que en todo lo que hago Bernie camina junto a mí, y que forma parte del extenso conjunto de terapeutas de los que saqué la fortaleza para entrar en la habitación de cada paciente con mis herramientas más importantes: la misericordia y la conciencia.

La cinta milagrosa

por JANE UPCHURCH

No puedo decir con entusiasmo que esté agradecida por haber padecido cáncer, pero sí que estoy profundamente agradecida por todo lo que me ha enseñado. En enero del 2007 me diagnosticaron un cáncer de mama. Mi primera reacción fue de sorpresa e incredulidad. ¿Cómo podía ser que una persona tan sumamente sana como yo tuviera cáncer? Antes de que pudiera darme cuenta, había comenzado toda la maquinaria del tratamiento contra el cáncer y estaba sometiéndome a quimioterapia, incluso antes de que hubieran encontrado el tumor.

El primer momento de suerte fue cuando una amiga que había padecido cáncer de mama hacía años me mandó un ejemplar maltrecho y amarillento de *Amor, medicina milagrosa*. Al principio no estaba segura de que pudiera ayudarme, pero entonces llegué al capítulo 4, donde Bernie enumera cuatro preguntas importantes para determinar la propia actitud con uno mismo y con su enfermedad. La segunda pregunta era: ¿qué te ocurrió durante un año o dos antes de tu enfermedad? Al reflexionar sobre lo que me había ocurrido durante ese período de tiempo se encendió una luz en mi cabeza. Fue como si me hubiera alcanzado un rayo. Revisé mis diarios y encontré veintiséis situaciones significativas que empezaban con la muerte de mi padre. Me habían educado para ser fuerte, autónoma, para ayudar a los demás y para hacer frente a las situaciones que me deparara el futuro. Sin embargo, en ese momento me di cuenta de que todas las situaciones sumamente angustiantes que había soportado habían tenido un profundo efecto sobre mi salud. Encajaba con el perfil psicológico de un paciente de cáncer. Me aferré al libro y lo leí y releí a lo largo del tratamiento de quimioterapia. También leí todos los libros de Bernie que pude conseguir y compré sus cintas de meditación a fin de fortalecer mi sistema inmunitario.

Después de mi última sesión de quimioterapia me puse muy enferma. Los antibióticos no lograban que me bajara la fiebre y sabía que estaba empeorando cuando llamaron a un microbiólogo. No podía comer ni dormir. Le dije a mi marido que si empeoraba más, no estaba segura de tener la resistencia para superarlo.

Esa noche, como no podía dormir, puse el disco compacto de Bernie una y otra vez hasta casi aprendérmelo de memoria. La pausada voz de Bernie fue lo que me permitió superar el «reto» que la enfermedad me había ofrecido y recuperar la certeza de que el propio cuerpo sabe qué hacer.

Al final debí de caer dormida porque cuando me desperté sabía que algo había cambiado. Iba a recuperarme. Le dije a mi marido que había «superado el apuro». Y, a pesar de que había perdido la autonomía que había tratado de adquirir a lo largo de toda mi vida, no me preocupaba. En ese momento apreciaba *todo*.

Algunas de las enseñanzas de Bernie me han acompañado hasta día de hoy. Por ejemplo, que es especialmente importante evitar los mensajes negativos y que no hay nada de malo en albergar esperanza. También que no existen las enfermedades incurables, sino solamente personas incurables. Si un paciente puede lograrlo no existe ningún motivo por el que los demás no puedan.

Creo que no estaría viva si Bernie Siegel no hubiera escrito *Amor, medicina milagrosa*. Incluso aunque nunca nos hayamos conocido, siento que es un buen amigo que me inspira por completo. Siempre le estaré agradecida por su sabiduría y por haberme mostrado el camino. Cada vez que ocurre una casualidad significativa en mi vida utilizo la frase de Bernie que dice: «Las casualidades son los métodos de Dios para permanecer anónimo». Para mí, el cáncer no fue una enfermedad, sino una cura.

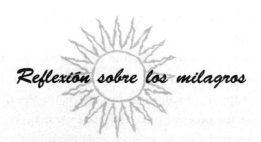

Reflexión sobre los milagros

Siento la presencia de un campo energético alrededor de algunas personas y de algunos pacientes. Cuando sentía esta energía positiva sabía que mis pacientes estaban curándose, de manera que les comunicaba las buenas noticias. Me aportaba más datos que todos los resultados de pruebas de laboratorio porque tenía experiencia con la realidad de esta sensación. Mi perro *Buddy* hace lo mismo cuando pasea por la sala durante una sesión con nuestro grupo de apoyo. Puedo sentir que conoce a las personas que hay en la sala.

En el caso de Susan Duffy, *ella* es el milagro. A pesar de que proviene de una familia difícil, eligió vivir. Sí, la ayudé porque estaba dispuesto a escucharla y a amar a la niña herida que había en su interior. Cuando le pedí que me trajera una fotografía de ella siendo un bebé, me contestó que no tenía ninguna. De modo que me limité a permanecer sentado mientras ella manifestaba ira y furia por su dolorosa vida, y al final fue lo que le permitió vaciar todo su dolor y empezar a curarse. Se ha convertido en mi maestra.

Su médico le dijo: «Lo único que te queda es tener esperanza y rezar». Cuando ella le preguntó cómo hacerlo, él le respondió que no era lo suyo. De modo que lo aprendió por sí misma, volvió loco al médico y treinta años después sigue viva. ¿Por qué? Tal y como me escribió en una carta: «Crecí en una cárcel. No tenía ningún control sobre los padres que me educaban ni sobre las circunstancias a las que estaba expuesta, pero cuando dejé que el amor entrara en mi cárcel, modificó los aspectos negativos de ésta, dotó de significado las experiencias de mi vida y las convirtió en algo valioso. Y cuando muera, el amor me sacará suavemente de la cárcel y me llevará a casa con él, donde no existen las prisiones». También dice que cuando uno ama lo que es imposible amar y perdona lo imperdonable, se convierte en una persona libre.

Cuando Jennifer Giuffre-Donohue ve positivismo e inspiración en los demás es porque alberga estos rasgos en su interior. Por eso, como prueba de mi propia evolución, me fijo en lo amables que me parecen otras personas. A medida que pasan los años y trabajo conmigo mismo, descubro que las personas se vuelven más amables porque mi visión de ellas cambia y soy más afectuoso y comprensivo.

Por supuesto, lo que Jennifer considera extraño es normal. Hay señales colocadas para que todos las veamos, podamos permanecer en nuestro camino y hallemos nuestro sendero por de la vida. Debemos mantener los ojos abiertos y los oídos agudizados para apreciar la mayor consciencia y dejar que nuestra mente, tanto durante la vigilia como durante el sueño, nos guíe y nos ayude a curarnos. Se dice que Dios habla en sueños y símbolos, pero también debemos escuchar las voces que nos dicen qué camino debemos seguir. Las oigo muchas veces y han hecho que mi vida sea más significativa, pacífica y placentera.

Nuestro amor es lo que nos convierte en seres inmortales. Jennifer puede conseguirlo, igual que todos, por medio de sus relaciones con otros seres vivos de todas las especies y por medio de sus escritos. Me doy cuenta de lo que han conseguido mis libros cuando personas de todo el mundo me agradecen mis palabras y lo mucho que las han ayudado.

Matt Mumber y yo tenemos una larga historia. Di una conferencia en su Facultad de Medicina y le pedí que hiciera los dibujos que menciona. Parte del problema es que en la mayoría de las profesiones nos enseñan información pero no nos educan para saber por qué elegimos esa profesión a fin de gozar de más salud emocional.

Durante sus años en la facultad, Matt inició un grupo llamado Grupo de Estudiantes Excepcionales de Medicina (GEEM). Nadie asistió a los encuentros porque interpretaron que los estudiantes excepcionales eran los que lograrían las calificaciones más altas. Cuando Matt aclaró que estaba dirigido a estudiantes que se preocupaban por las personas y no únicamente por los diagnósticos, la asistencia se disparó.

Debemos darnos cuenta de que estamos tratando con personas; no sólo les recetamos medicamentos contra sus afecciones, sino que debemos preguntarles cómo podemos ayudarlas. Cuando amamos a nuestros pacientes, los volvemos a apadrinar y los ayudamos a encontrar una vida nueva, ocurren milagros porque los pacientes son capaces de inducir su propia curación.

Los primeros dibujos de Matt representaban las especialidades que estaba considerando, y el dibujo más sano lo mostraba trabajando de oncólogo especializado en radioterapia, no de médico de cabecera ni de cirujano. Sin un dibujo habría pensado que la medicina general habría sido adecuada para un hombre como él, pero su intuición sabe más que mi intelecto. En cada dibujo mostraba a su futura familia formada por una mujer y tres hijos, y cuando él y su mujer empezaron a plantearse tener hijos, les aseguré que tendrían tres, y así ha sido.

Lo que nos hace verdaderamente vulnerables –y no se trata de culpar a nadie– es lo que acontece en nuestra vida y nuestra mente. Cuando Jane Upchurch dice que valora y aprecia todo, debemos pensar en el mensaje que está mandando a cada célula y gen de su cuerpo. Sí, amo la vida, y créeme, cuando ames la tuya ¡ocurrirán los milagros!

Cada uno de vosotros tenéis el poder, la belleza,
la plenitud que sólo Dios puede
manifestar; el coraje, la esperanza,
la Gloria de Dios infundida en vuestro corazón
para garantizar que los milagros son vuestra
realidad de cada día aquí en la Tierra.
Eso es lo que deseo para vosotros:
la seguridad y la felicidad que sólo
vuestra relación
con Dios puede aportar.

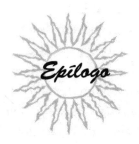

Como hemos visto en estas historias, los milagros ocurren cada día en todas las áreas de nuestra vida. La creación es un milagro. La vida es un milagro. Sin embargo creo, a raíz de mi experiencia en un plano personal, que para que ocurran los milagros es necesario un cierto conjunto de condiciones. A fin de simplificar los requisitos, diré que básicamente consisten en hallar la armonía y la paz interior en la propia vida. Dos áreas en las que he visto suceder milagros, tanto en mi vida como en mi profesión de médico, son en los sueños y en los dibujos. El lenguaje universal de la creación son los símbolos y las imágenes. Yo era un escéptico hasta que hice algunos dibujos para Elisabeth Kübler-Ross y quedé estupefacto por lo que desvelaban sobre mi vida. Los sueños y los dibujos pueden revelar información psíquica y somática de nuestro pasado, presente y futuro porque inconscientemente nos estamos preparando para el futuro. Quiero darte algunas ideas y ejercicios para que puedas utilizar los dibujos como herramientas para ayudar a crear milagros en tu vida.

Las verdaderas preguntas que debemos hacernos son: ¿cómo se torna visible lo invisible? ¿Cuál es el lenguaje de la creación y del alma? ¿Cómo se comunican los médiums con los animales, los seres distantes y los fallecidos? ¿Qué se ve cuando tenemos experiencias cercanas a la muerte y abandonamos nuestro cuerpo? ¿Cómo hacen las células para hablar con el consciente sobre sus necesidades y su salud? ¿Cómo sabemos los planes para el futuro que está creando nuestro inconsciente?

Si destapamos el inconsciente, podemos dejarnos guiar por su sabiduría y conocimiento. Nos permite adentrarnos en nuestro interior por medio del uso de nuestros dibujos y nuestra imaginación. He visto resultados sorprendentes a raíz del uso de estos senderos comunicativos con todas las partes de nuestro ser y del universo.

Más que evitar este tipo de experiencia o de no aceptarla porque no alcanzamos a explicarla o comprenderla, yo, como los astrónomos y los físicos cuánticos, trato de explorar lo invisible y de comunicarme con él por medio del lenguaje de la creación.

Como cirujano, durante mi formación no me hicieron tomar consciencia de los múltiples usos de los dibujos, tanto de los espontáneos como de los intencionados. Siempre he sido un artista y una persona visual. En 1977 asistí a un taller dirigido por el doctor Carl Simonton y en 1979 a uno dirigido por la doctora Elisabeth Kübler-Ross. El primero me condujo a mi primera experiencia con la imaginería guiada, y el último con el dibujo espontáneo. Los dos pusieron al descubierto increíbles conocimientos e información sobre mi vida, me convertí en un creyente de estas técnicas y retomé mi trabajo, donde una caja de ceras se convirtió en una de mis herramientas terapéuticas. Empecé a pedir a mis pacientes y a sus familiares que hicieran dibujos y me explicaran sus sueños a fin de ayudarnos a tomar decisiones terapéuticas basadas no sólo en nuestro conocimiento de la medicina sino también en nuestra sabiduría interior, así como para ayudar a las relaciones familiares y las cuestiones psicológicas. Me quedé atónito de lo que aprendí.

Gregg Furth, autor de *El secreto mundo de los dibujos,* y Susan Bach, autora de *Life Paints Its Own Span,* dos terapeutas junguianos, también contribuyeron a orientarme. Aprendí que muchos adultos temían dibujar porque no se sentían artistas y creían que sus dibujos podrían tener muy poca calidad. Los niños no tienen ese miedo; no están inhibidos ni son autoconscientes, de modo que es necesario que haya adultos excepcionales que estén dispuestos a compartir sus dibujos y quieran aprender de su sabiduría interna o intuición, así como también de su intelecto.

La sabiduría interior habla un lenguaje poderoso y puede emplearse para la prevención, el tratamiento, el diagnóstico y el pronóstico de una enfermedad o un problema emocional, así como también para tomar decisiones, tales como en qué universidad estudiar, con quién contraer matrimonio, someterse o no a quimioterapia y qué elementos nutritivos necesita uno. Con frecuencia, nuestros temores aparecen en nuestros dibujos como elementos muy terapéuticos, y el conflicto entre el intelecto y la intuición se resuelve para el beneficio del paciente.

Por medio de los dibujos podemos aprender y descubrir lo que hay en nuestro interior y que está a nuestra disposición. El dibujo me abrió la mente y me llevó a buscar el conocimiento de un modo que nunca antes había experimentado. Ahora me califico de cirujano junguiano, y utilizo los dibujos en mis grupos terapéuticos y en mi página web para guiar a las personas respecto a su vida y sus procesos de toma de decisiones.

Los símbolos también pueden abrir la puerta a algo mayor que la sabiduría de una persona. Nos conectan con nuestra sabiduría interior, nuestro instinto creativo y nuestra exactitud y vínculo con nuestro diseñador creativo. Esta comunicación puede establecerse desde cualquier lugar del planeta y con cualquiera, porque los símbolos son un lenguaje universal, tan universales como nuestros mitos. Pueden producir milagros y precisan unos requisitos mínimos: ceras y papel.

A continuación hay un ejercicio para que experimentes y veas qué milagros pueden aparecer en tu vida.

Ejercicio milagroso de dibujos

En primer lugar, asegúrate de que tienes lápices de colores o ceras de todos los colores del arcoíris además de negro, blanco y marrón, puesto que cada color tiene un significado. A continuación, consigue varios folios de papel para dibujar. No voy a decirte qué significan los colores ni qué partes del dibujo representan el tiempo, porque no quiero que pienses en lo que estás dibujando. Debería ser un dibujo espontáneo. Además, cuando termines, te propongo que dejes a un lado el dibujo durante un día o dos antes de tratar de interpretarlo. Así, tu inconsciente dejará de cegarte ante lo que has dibujado y podrás visualizar los símbolos. He aquí algunas opciones que debes considerar en función de si se aplican a tu vida y situación. No se trata de juzgar tus dotes de artista sino de conocer aquello que tu inconsciente quiere que adviertas. De modo que no pidas a tus hijos que dibujen por ti.

1. Con la hoja en vertical, haz un dibujo de ti. Para los demás dibujos, pon la hoja en horizontal. También puedes hacer otro dibujo de ti en el trabajo.

2. Dibuja tu hogar y tu familia, y sé valiente para pedir a tus hijos que hagan lo mismo.

3. Dibuja una situación al aire libre que sea producto de tu imaginación.

4. Haz un dibujo de cualquier opción que estés considerando, desde el lugar donde vivir, el trabajo que desempeñar, con quién casarte o cualquier otra cosa que tengas en mente.

5. Si padeces una enfermedad, puedes dibujarte a ti, tu enfermedad, tu tratamiento o los leucocitos que se encargan de acabar con tu enfermedad.

6. Dibuja algo que esperes o desees para ti o para otra persona.

Cuando hayas terminado y hayas esperado un día, recoge tus dibujos y pide a tus familiares que te acompañen, en caso de que te resulte cómodo oír sus comentarios. Piensa que los muchos aspectos de los dibujos te representan, igual que los sueños. A fin de ayudarte a interpretar tus dibujos, lee los libros que he mencionado en la página 250 o ponte en contacto conmigo a través de mi página web, en www.berniesiegelmd.com.

¡Felices milagros!
Bernie

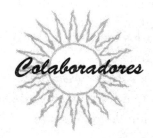

Colaboradores

Los colaboradores de este libro están ordenados alfabéticamente según su apellido, y a la derecha se halla el número de página correspondiente a su historia. En algunos casos también se incluyen sus páginas web, sus direcciones de correo electrónico y los títulos de los libros que han escrito.

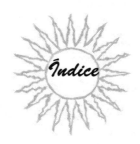

Índice